高原骨科实用专著

高原膝关节骨关节炎单髁置换技术

主编 李钊伟 陶率先

中国科学技术出版社
·北京·

图书在版编目（CIP）数据

高原膝关节骨关节炎单髁置换技术 / 李钊伟, 陶率先主编 . — 北京：中国科学技术出版社，2024.10

ISBN 978-7-5236-0760-2

Ⅰ．①高… Ⅱ．①李… ②陶… Ⅲ．①膝关节—关节炎—诊疗②人工关节—膝关节—移植术（医学）Ⅳ．① R684.3 ② R687.4

中国国家版本馆 CIP 数据核字 (2024) 第 097976 号

策划编辑	王久红
责任编辑	王久红
文字编辑	韩　放
装帧设计	佳木水轩
责任印制	徐　飞

出　　版	中国科学技术出版社
发　　行	中国科学技术出版社有限公司
地　　址	北京市海淀区中关村南大街 16 号
邮　　编	100081
发行电话	010-62173865
传　　真	010-62179148
网　　址	http://www.cspbooks.com.cn

开　　本	787mm×1092mm　1/16
字　　数	157 千字
印　　张	6.75
版　　次	2024 年 10 月第 1 版
印　　次	2024 年 10 月第 1 次印刷
印　　刷	北京盛通印刷股份有限公司
书　　号	ISBN 978-7-5236-0760-2/R・3284
定　　价	98.00 元

编者名单

主　编　李钊伟　陶率先

副主编　李　韬　李奇骏　李春亮　卢仲琳

编　委　（以姓氏汉语拼音为序）

　　　　阿良德　陈庆彬　郭新建　胡一博　李　光　李　韬　李春亮　李奇骏
　　　　李钊伟　卢仲琳　慕莉蓉　齐园园　任　荣　史元功　陶率先　张鹤令

编　者　（以姓氏汉语拼音为序）

　　　　阿良德　青海大学附属医院
　　　　陈庆彬　青海大学附属医院
　　　　郭新建　青海大学附属医院
　　　　侯纪发　青海大学临床医学院
　　　　胡一博　青海大学附属医院
　　　　季首璋　青海大学临床医学院
　　　　李　光　青海大学附属医院
　　　　李　韬　南京大学医学院
　　　　李宝鑫　青海大学临床医学院
　　　　李春亮　青海省人民医院
　　　　李奇骏　北京协和医学院
　　　　李钊伟　青海大学附属医院
　　　　卢仲琳　青海大学附属医院
　　　　洛松久美　青海省玉树八一医院
　　　　慕莉蓉　青海大学附属医院
　　　　聂海涛　青海大学临床医学院
　　　　齐园园　青海大学附属医院
　　　　任　荣　青海大学附属医院
　　　　史元功　青海省格尔木市人民医院
　　　　陶率先　淄博市中心医院
　　　　王继东　青海大学临床医学院
　　　　张　渊　青海大学附属医院
　　　　张鹤令　青海大学附属医院

内容提要

　　本书旨在为临床医生提供有关单髁置换技术在高原膝关节骨关节炎治疗中的全面指导。全书共 12 章，内容涵盖了高原膝关节骨关节炎的流行病学、病因、发病机制、临床表现、辅助检查、诊断及鉴别诊断、治疗及预后等方面。书中详细介绍了膝关节单髁置换技术的发展历史、假体设计理念、固定平台单髁假体胫骨平台的有限元分析、手术技巧，以及在膝关节单髁置换过程中可能遇到的并发症和失败原因分析等。本书内容实用，阐述简洁，且配有大量手术照片及相关视频，有助于读者直观了解单髁置换技术，可作为广大骨科医生学习单髁置换技术的培训教材。

主编简介

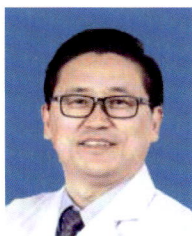

李钊伟

中共党员，主任医师，教授，博士研究生导师，青海大学附属医院创伤骨科副主任，于 2022 年在青海省工会建立李钊伟劳模创新工作室。国家卫生健康委"十年百项计划"负压封闭引流（VSD）技术"创面治疗"专家，青海省"昆仑英才"计划专业技术领军人才，青海省第十批自然科学与工程技术学科带头人，第五届玉树好人。国际矫形与创伤外科学会（SICOT）第三届委员会常务委员，中国医师协会骨科医师分会继续教育学组委员，中国康复委员会足踝康复专业委员会委员，中华医学会微创脊柱骨科青海分会副主任委员，青海省医师协会骨科分会副主任委员，主持青海省科学技术厅及青海省卫生健康委省级科研课题 7 项，获国内领先科技成果 2 项，拥有发明专利 11 项。已出版《高原医学》《Pilon 骨折》《高原创伤学》等著作；发表论文 40 余篇，其中 SCI 收载论文 6 篇、核心期刊论文 9 篇。

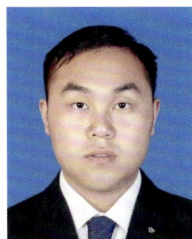

陶率先

中共党员，硕士研究生，淄博市中心医院住院医师。擅长膝关节骨关节炎、骨盆髋臼骨折、小儿骨科疾病等的诊治。参与青海省省级科研课题 2 项，参与单髁置换术 500 余台。参编《高原医学》《Pilon 骨折》《高原创伤学》等多部著作；发表论文 10 余篇，其中 SCI 收载论文 4 篇、核心期刊论文 2 篇。

序

我国高原地区的总面积较大，但高原地区的人口密度相对较低，且民族众多，包括藏族、蒙古族等，这些民族在长期的生产生活中形成了独特的文化传统和生活方式，民族团结对维护高原地区的稳定和发展具有重要意义。随着我国人口老龄化程度加深，高原地区老年人口也在逐年增加。老年人群因生理功能衰退，更易罹患各种疾病，如膝关节骨关节炎等。

膝关节骨关节炎是一种常见的骨科疾病，可严重影响患者的生活质量。因高原地区气候高寒、氧气稀薄和干燥，特别是冬季，关节容易受到寒冷刺激，导致关节炎症和疼痛。此外，高原地区的居民可能因长期从事体力劳动，加重关节磨损，从而增加膝关节骨关节炎的患病率。许多居民因此丧失劳动能力，甚至致残。如何在高原环境下，针对这一病症进行有效治疗，成为医学界关注的焦点。

为了更好地治疗这一疾病，青海大学附属医院创伤骨科李钊伟团队结合高原地区的实际情况，对单髁置换技术进行了深入研究，总结了一套完整的治疗体系，旨在为临床医生提供有关单髁置换技术在高原膝关节骨关节炎治疗中的全面指导。

本书不仅关注单髁置换术的理论知识，更注重实践操作，从手术适应证与禁忌证、术后康复等多个角度进行了详尽阐述。此外，书中还介绍了 ERAS 理念在单髁置换过程中的应用，为患者提供了质量更高的医疗服务。

"宝剑锋从磨砺出，梅花香自苦寒来。"李钊伟团队结合自身丰富的临床经验，对高原膝关节骨关节炎的治疗提出了许多独到见解。他们针对高原地区的特殊环境对手术方式、麻醉管理、围术期护理等方面进行了创新和实践，为治疗高原膝关节骨关节炎提供了宝贵的经验。

本书的编写旨在帮助临床医生更好地了解高原膝关节骨关节炎的单髁置换技术，提高治疗水平，为患者提供更优质的医疗服务。本书既是广大骨科医生宝贵的学习资料，也是高原地区膝关节骨关节炎患者的重要参考书。相信本书的出版发行，将对我国高原地区膝关节骨关节炎的治疗产生深远影响，为患者带来福音。希望本书能成为临床医生在高原膝关节骨关节炎治疗中的实用指南，为患者带来更好的治疗效果和生活质量。愿本书能为高原膝关节骨关节炎的治疗事业做出贡献，造福广大患者。

中国工程院院士

前　言

在现代医学领域中，骨关节炎是一种常见且困扰人类健康的疾病。特别是在高海拔地区，由于氧气稀薄、气温变化剧烈等因素，膝关节骨关节炎的发病率相对较高，给当地居民的生活和工作带来了极大困扰。

为了解决高原膝关节骨关节炎患者面临的严峻挑战，笔者团队在长期研究与实践中不断探索创新。单髁置换技术作为一项备受瞩目的治疗手段，不仅在缓解患者疼痛、改善生活质量方面取得了显著成效，更是在尽量保留正常关节结构的同时，为患者提供了一条有效的治疗途径。

本书致力于深入探讨高原膝关节骨关节炎的单髁置换技术，旨在为高原地区医学从业者提供全面、系统的知识体系，使他们能够更好地应对这一领域的挑战。我们汇聚了一批在此领域具有丰富经验的专家学者，通过对临床病例的剖析、手术技巧的详细介绍及治疗效果的长期跟踪，力求为读者呈现出一个具有实践指导意义的学习平台。我们相信，通过本书的阅读与学习，读者能够获得关于高原膝关节骨关节炎单髁置换技术的最新研究成果，为临床实践提供有力的支持。同时，我们也期待读者在实践中能够不断创新、探索，为患者带来更多的健康与希望。愿本书成为高原膝关节骨关节炎治疗领域的一块里程碑，为推动高原医学科研与临床实践的发展做出积极贡献。

最后，感谢青海省玉树藏族自治州及玉树市领导对本书提供的帮助与大力支持，祝愿本书能够成为广大医学从业者和研究人员的得力助手，为每位患者带来健康与幸福。

青海大学附属医院

目 录

第1章 膝关节单髁置换术发展的历史及假体设计理念

膝关节骨关节炎（osteoarthritis of knee joint，OA）是中老年人最常见的导致慢性疼痛和运动功能障碍的疾病，也是膝关节置换术最常见的指征。膝关节有3个间室——内侧间室、外侧间室和髌股间室。在一些膝骨关节炎患者中，通常只有一个内侧间室受到影响。外侧间室也可能会受到影响，但不太常见。早期由MacIntosh进行关节成形术发现膝骨关节炎通常局限在内侧间室或外侧间室，金属间隔器可以放置在一侧或双侧。在引入全膝关节置换术（total knee arthroplasty，TKA），即三间室置换术后，骨外科界形成了一种共识，即与骨关节炎一样，膝骨关节炎是一种全关节的疾病，必须行全膝关节置换术来减轻长期症状。尤其在生产厂商和设计工程师努力改进全膝关节置换假体和器械后，全膝关节置换术的优势更加明显，从而进一步加深了全膝关节置换术优于单髁置换术的印象。很多单髁置换产品沿用早期设计，缺乏创新使其迭代产品被忽视。直到现在，如同全膝关节置换术早期一样，膝关节单髁置换术在很大程度上仍然依赖术者的直视判断进行操作。

全膝关节置换术带来的临床巨大成功效果，大家不再重视膝骨关节炎发生发展的自然进程及病理解剖学变化，因为不管患者处在哪一病理阶段，临床表现如何，内外两侧间室都会同时被置换，而且结果也非常成功，习惯性地认为没有必要花时间进一步研究，同时也忽视了全膝关节置换术所带来的一些不足之处。

然而Ahlback（1968）等的长期跟踪研究提示，单间室的膝骨关节炎并非不可避免地发展到另一间室。另外，20世纪70—80年代发表的数个尸检报告指出，无论中年人还是老年人，普遍存在某些区域关节软骨的病灶，说明这些软骨病变是正常膝关节功能变化的一部分。这些观察挑战了一个常识性结论，即临床成功的膝关节成形术必须将膝关节软骨全部置换。因此，膝关节单髁置换术的发展在一段时间落后于全膝关节置换术，对于两种手术哪一种更适合膝骨关节炎患者也存在不同的观点。

一、膝关节单髁置换术和全膝关节置换术

膝关节单髁置换术（unicompartmental knee arthroplasty，UKA），即仅替换受影响的膝关节间室，而全膝关节置换术涉及膝关节所有间室的置换。由于膝关节单髁置换术只更换了一个膝关节间室，因此前交叉韧带（anterior cruciate ligament，ACL）和后交叉韧带（posterior cruciate ligament，PCL）得以保留。而在全膝关节置换术中这些韧带必须切除。

早期系统研究膝关节单髁置换术的临床报道相对较少，统计数据显示膝关节单髁置换术的失败和翻修率过高。既然如此，为什么还有医生继续做这种手术呢？一方面，患者只有单侧间室骨关节炎，但是要换掉没有损伤的另一侧并切除交叉韧带，从经济的角度看违背了常识。另一方面，接受膝关节单髁置换术后的患者功能往往优于全膝关节置换术。很多既做膝

关节单髁置换术也做全膝关节置换术的骨科医生发现，膝关节单髁置换术术后患者的膝关节屈曲范围更大，步态更接近于正常状态，尤其是下楼梯这样的活动，因为膝关节单髁置换术术后膝关节的生物力学恢复得更完全。

此外，在安全性上，膝关节单髁置换术在降低并发症和死亡率方面更具优势。在膝关节本体感觉缺失上，膝关节单髁置换术相较于全膝关节置换术保留得更好，术后更利于患者行走于坑洼路面及夜路。

Wilson 对膝关节单髁置换术和全膝关节置换术进行了系统评价和 Meta 分析并发表于 *British Medical Journal*。研究人员比较了涉及内侧间室的全膝关节置换术与膝关节单髁置换术（大多数牛津单髁用于治疗膝内侧间室骨关节炎）的结果。该 Meta 分析包括 5 项随机对照试验、17 项国家关节置换注册中心研究及 36 项队列研究。在所有 3 类研究中，膝关节单髁置换术后住院时间明显短于全膝关节置换术后住院时间，但膝关节单髁置换术后 5 年的翻修风险明显较高。在国家关节置换注册中心研究中，膝关节单髁置换术后运动范围明显更大，但是膝关节单髁置换术后 10 年和 15 年的翻修风险更高。在对英格兰与威尔士国家人工关节登记系统的资料研究发现，接受膝关节单髁置换术后心肌梗死、卒中、静脉血栓形成、深部感染和手术 45 天内死亡的风险显著降低。在包括患者报告结果的研究中，膝关节单髁置换术后功能显著改善，但自我报告的疼痛没有差异。

2019 年，Beard 在 *Lancet* 发表的文章比较了膝内侧间室骨关节炎患者的全膝关节置换术与膝关节单髁置换术的临床和成本效益。该临床研究显示，这些患者膝关节单髁置换术成本更低，而效益更高的结果，被 *British Medical Journal* 推荐为这些患者的首选治疗方法。

二、单髁假体的设计及发展

第一代单髁假体是 St-Georg 假体（1969）和 Marmor 假体（1972）。它们由一个多中心的金属股骨髁假体和平坦（或近乎平坦）的聚乙烯胫骨假体两部分组成，两者都通过骨水泥固定（图 1-1）。Marmor 假体的设计原则是通过股骨髁假体多中心的设计，尽可能模拟人体股骨髁多中心的自然生理特点，避免因为与胫骨平台关节面不适应而带来的限制。之后的很多假体设计理念都是由此而来。

第一代单髁假体最初的问题来自使用最薄型号（厚度 6mm）全聚乙烯部件变形后产生的松动，随后被放弃，并被较厚的聚乙烯部件替代。全聚乙烯部件持续发生变形的问题，导致使用金属背衬胫骨植入物。但因聚乙烯变薄，反过来导致聚乙烯进一步磨损。另外还存在一个基本的设计问题，一个圆形的股骨髁部件与一个平面的胫骨平台部件在一个较小的范围接触，产生高接触应力，带来不可避免地磨损和变形。而使用更符合胫骨平台的设计则造成不可避免地关节运动约束，以及与交叉韧带的功能不相容。

1974 年，Goodfellow 和 O'Conner 引进了同步活动垫片的膝关节假体，即第一代牛津单髁。它由一个球面关节金属股骨髁假体，一个平坦的金属胫骨平台假体和插入两者之间的一个上方为球形凹面，下方平坦的聚乙烯活动垫片组成（图 1-2）。这一设计使得上下两个界面可以在关节运动的所有范围完全同步而减少聚

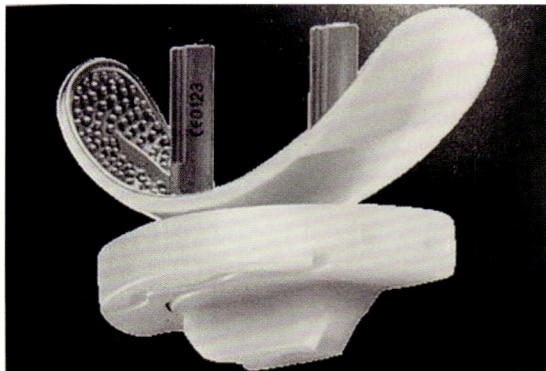

▲ 图 1-1　**St-Georg 假体**

引自涂意辉，薛华明. 膝单髁置换术：理论和实践 [M]. 北京：科学出版社，2023

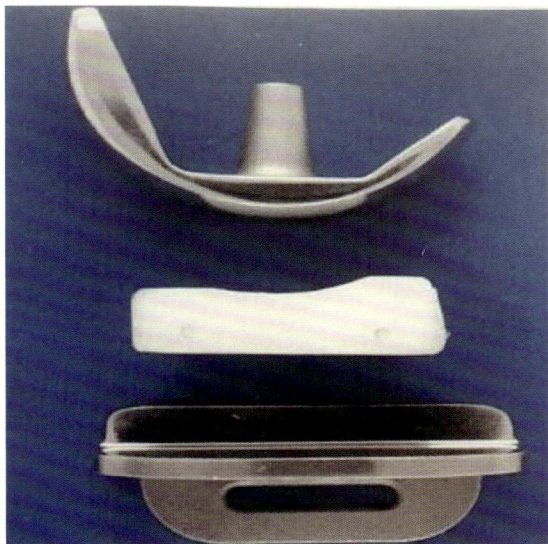

▲ 图 1-2　第一代牛津单髁

（引自涂意辉，薛华明.膝单髁置换术：理论和实践 [M].
北京：科学出版社，2023）

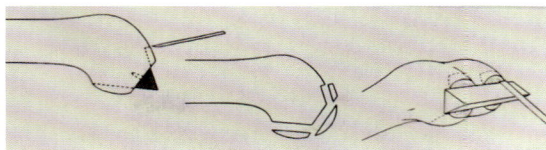

▲ 图 1-3　第一代牛津单髁置换术股骨髁的准备方法

（引自涂意辉，薛华明.膝单髁置换术：理论和实践 [M].
北京：科学出版社，2023）

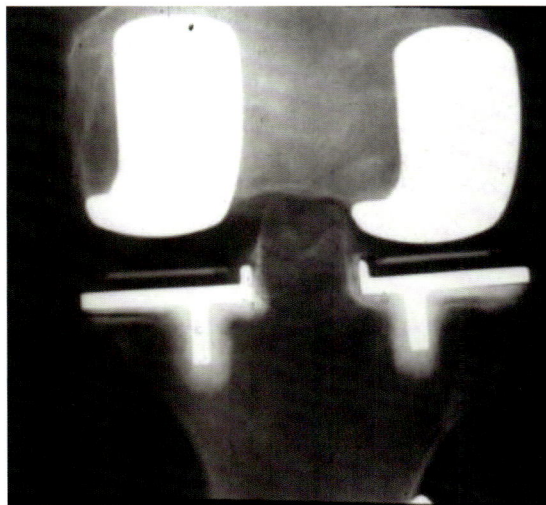

▲ 图 1-4　第一代双间室牛津单髁

（引自涂意辉，薛华明.膝单髁置换术：理论和实践 [M].
北京：科学出版社，2023）

乙烯磨损，同时使各向运动不受约束而减少假体松动。牛津单髁的该特性至今仍然保留。该假体最早像全膝关节置换术一样用于膝内侧和外侧双间室，被植入采用两套假体，一套用于内侧间室，一套用于外侧间室。最早的股骨髁假体非关节表面形态，有 3 个斜面，通过 3 个锯切面被安装于股骨表面（图 1-3）。很多外科医生发现相对于韧带很难准确定位股骨髁假体位置，因而伸膝和屈膝的间隙难以匹配。

　　牛津膝关节单髁关节置换假体起初是用于膝双间室关节置换术（1976—1984 年）（图 1-4）。后来发现只有在前交叉韧带完整时才能获得良好结果。另外有观察发现如果前交叉韧带完整，那么骨关节炎往往局限于胫骨的前内侧部和股骨内侧髁的远端部分。在这种情况下，所有韧带功能正常。这种疾病被称为膝前内侧骨关节炎（antero medial osteoarthritis，AMOA）。在这两个观察的基础上，1982 年第一代牛津单髁开始被用于单间室，而且主要适应证为膝前内侧骨关节炎。在那个年代，对患有严重骨关节炎或类风湿关节炎的患者，没有可靠的治疗手段，手术也没有特定指征。回顾

这些手术结果发现，前交叉韧带在手术时的解剖状态是影响手术长期结果的一个决定因素。这是确定植入物作用的第一步。1992 年，牛津膝关节单髁报道了假体的 7 年生存率，不考虑原发病及其他变量，有与没有前交叉韧带功能的膝假体生存率相差 6 倍。这是第一个发表的反映非限制表面假体置换中韧带重要性的统计数据。同时，牛津膝关节单髁还偶然发现具有完整前交叉韧带的骨关节炎，关节损害通常局限在内侧间室，其他部分是健康的。总之，这两个观察结果提示患者可以使用合适的半月板假体。这种假体从 1982 年开始，主要用于具有完整前交叉韧带骨关节炎的内侧间室。随后牛津膝关节单髁报道了更多细节的研究，关于关节炎软骨损害的类型、术前临床和影像学征

象与单髁置换术中发现的相关性，提出了"前内侧骨关节炎"的概念，用来描述前后交叉韧带和内侧副韧带功能完好内翻膝的一个亚群组，在此群组中软骨和骨磨损在内侧间室的前部和中央部。现在认为，前内侧骨关节炎是单髁置换术最常见的指征。这个综合征可以通过临床和影像学征象与导致此病病理损害的相关性来认识。

1987年，第二代牛津单髁被专用于单间室膝关节成形术，即膝关节单髁置换术。股骨髁假体的非关节面形态，由后平面、下球形凹面组成（图1-5）。股骨后髁通过锯切制备，下凹面由球形骨磨钻围绕插入股骨髁钻孔内的栓子旋转而制备。通过使用不同型号的栓子，利用栓子凸轮的不同厚度，调整股骨髁远端的骨组织被磨出不同厚度的骨量，从而在手术中达到膝关节屈伸间隙平衡。同时通过塑形骨组织，而达到与植入假体吻合。该系统精准恢复韧带正常张力，不仅使人工关节面脱位率下降到极低水平，而且使得膝关节的动力学和功能恢复到正常水平。第一代和第二代牛津单髁置换术10年的结果分别由设计者Murray和Goodfellow于1998年发表，以及一位独立观察的外科医生David于2001年发表。这两个临床研究第一次报道了牛津单髁置换术的长期效果与全膝关节置换术一样好。

第一代和第二代牛津单髁假体需要像全膝关节置换术一样切开膝关节，并且将髌骨脱位后植入。1998年，为膝内侧单间室设计的第三代牛津单髁假体通过微创手术植入的方法被引入临床使用。型号单一且大小固定的第一代和第二代牛津单髁假体，被5种大小不同的股骨髁假体所取代，而且内外通用的胫骨假体被分为左侧和右侧胫骨假体所取代。通过改进活动垫片的形状，降低了撞击和旋转的可能性。手术器械也进行了充分的小型化，便于在髌骨旁关节小切口手术使用。结果是第三代牛津单髁假体置换术的膝关节功能恢复优于前两代。

2003年，一种可以使用牛津单髁置换术器械的固定垫片胫骨假体Vanguard M开始使

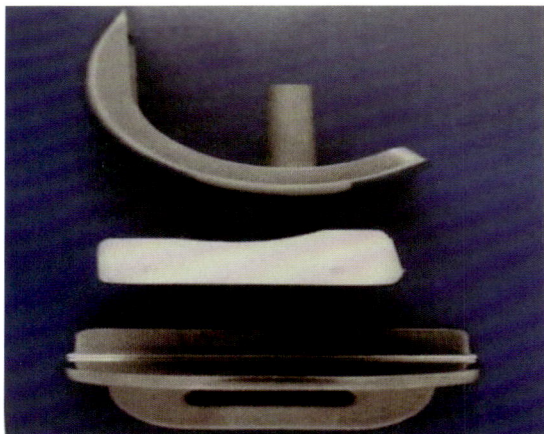

▲ 图1-5　第二代牛津单髁

（引自涂意辉，薛华明.膝单髁置换术：理论和实践[M].北京：科学出版社，2023）

用（图1-6），此时活动垫片还没有被美国食品药品管理局（Food and Drug Administration，FDA）批准使用。在活动垫片被美国FDA批准使用之前，大量的Vangurd M被植入。在活动垫片开始在美国使用后，Vanguard M的使用量下降，但外科医生仍然能使用，尤其是那些担心活动垫片单髁的稳定性或有经常性脱位问题时可以选用。该假体最早是为膝内侧单髁置换术而设计，但也可以用于外侧间室。那些对牛津单髁假体不熟悉的外科医生，最好选择固定垫片，而不是使用活动垫片做膝外侧间室单髁置换术。但是Vanguard M是为膝内侧单髁置换术而设计，并不是膝外侧单髁置换术的最佳选择。为了解决该问题，一种牛津固定垫片膝外侧单髁置换术应运而生。该假体可以与活动垫片膝外侧单髁置换术互换，因此这种组合可以让不同水平和不同经验的医生进行膝外侧间室单髁置换术。

2004年，在第三代牛津单髁假体基础上发展的非骨水泥假体首次在临床使用（图1-7）。除了多孔钛金属和羟基磷灰石涂层外，非骨水泥的第三代牛津单髁假体与最初前两代假体的主要不同点是采用了双柱股骨髁假体（图1-8）。通常情况下，非骨水泥型全膝关节置换术效果

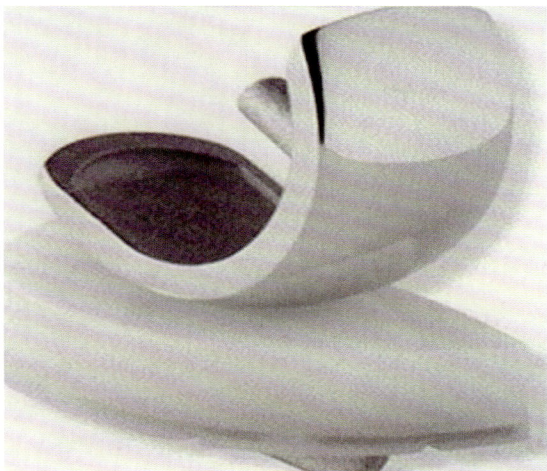

▲ 图 1-6　**Vanguard M 固定垫片胫骨假体**

（引自涂意辉，薛华明.膝单髁置换术：理论和实践[M].
北京：科学出版社，2023）

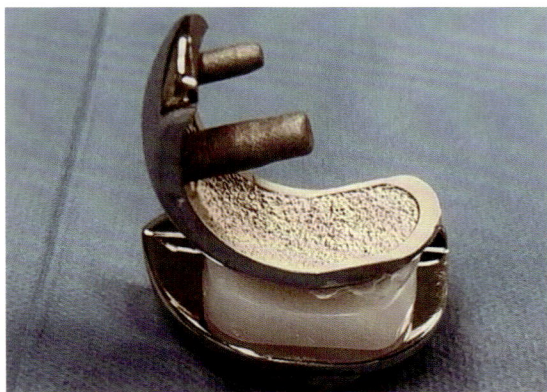

▲ 图 1-7　非骨水泥假体

（引自涂意辉，薛华明.膝单髁置换术：理论和实践[M].
北京：科学出版社，2023）

没有使用骨水泥的效果好，因而选择非骨水泥型牛津单髁假体时需要谨慎评估。采用随机对照试验方法，通过对临床表现和放射立体计量学结果分析测试效果，采用多中心大样本队列研究分析临床并发症和禁忌证。结果显示，非骨水泥型牛津单髁置换术至少与骨水泥型牛津单髁置换术效果一样好，所以很多经验丰富的外科医生现在只使用非骨水泥牛津单髁假体置换。

依照非骨水泥型牛津单髁假体植入的经验，双柱的股骨髁假体优于单柱，因而骨水泥型双柱股骨髁假体也被采用。临床研究显示，骨水泥型双柱牛津单髁假体同样表现良好。

2012 年，一套称为微成形（microplasty）（图 1-9）的新手术器械被推荐使用，该手术由此变得更为可靠。与前三代牛津单髁置换术器械相比，微成形做出了非常显著的改进。例如，这套器械可以帮助确定正确的胫骨截骨厚度，方便股骨假体的定位，并且有防止撞击的功能。这套手术器械已最优化，既可在非骨水泥型双柱牛津单髁假体，也可在骨水泥双柱假体中使用。

2012 年，牛津单髁置换术的定制专用器械首次投入使用。患者在术前进行 MRI 检查。基于此，确定假体部件的临时位置，外科医生从而有机会调整假体的位置。当正确的位置确定后，可以制作基于该患者的特异性手术导引部件。手术过程中这些导引部件被用于控制假体

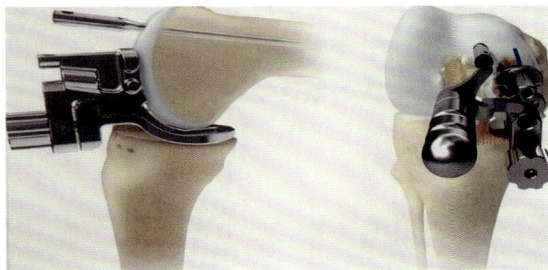

▲ 图 1-8　骨水泥双柱股骨髁假体

（引自涂意辉，薛华明.膝单髁置换术：理论和实践[M].
北京：科学出版社，2023）

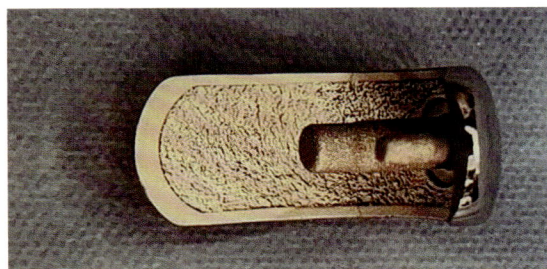

▲ 图 1-9　微成形术股骨导钻器械

（引自涂意辉，薛华明.膝单髁置换术：理论和实践[M].
北京：科学出版社，2023）

位置，最后的平衡还是需要使用传统器械来达成。早期的定制器械没有微成形可靠，因此也不推荐给没有经验的外科医生，但是预期该技术会与时俱进。

三、膝关节外侧单髁置换术

早期的单髁假体被同时用于膝内侧和外侧间室单髁置换术，但是外侧间室单髁置换术的效果令人失望，脱位率高达10%，这是因为外侧副韧带在屈膝时松弛。相比之下内侧副韧带（medial collateral ligament，MCL）在所有位置都处于紧张状态。多年来对假体和手术技术进行了多次改进，从而治疗结果取得了稳步改善。通过髌骨外侧切口膝外侧间室单髁置换术，假体使用了圆顶的胫骨平台和双凹面活动垫片（图1-10），尽管脱位率仍然高于内侧假体，但脱位率已降低至可接受程度。因为膝外侧间室单髁置换术比膝内侧间室单髁置换术少见，两个置换术技术很不一样，圆顶的胫骨平台和双凹面活动垫片的膝外侧间室单髁置换术仅被少数医生开展。活动垫片膝外侧间室单髁置换术仅在熟练掌握牛津单髁置换术的外科医生中取得了满意效果，建议经验不足的外科医生使用固定垫片膝外侧间室单髁置换术。然而，随着持续的改进，圆顶外侧胫骨平台的使用增加，脱位率会继续下降。

四、国内膝关节单髁置换术的现状及展望

2005年牛津单髁置换术被引进中国，并于当年进行了第一例牛津单髁置换术。随着膝关节阶梯治疗和快速康复理念不断推广，单髁置换术也逐渐被越来越多的医生接受。时至今日，牛津单髁假体已有约50年历史，而在国内经历十余年的发展，开展的膝关节单髁置换术总量已经达到100 000多台，占全球总植入量的10%。2020年，在COVID-19的影响下仍然成功完成20 000多台，2021年已突破30 000台，实现年复合增长率30%～40%。国内多家医院都报道了超过千例的单中心膝关节单髁置

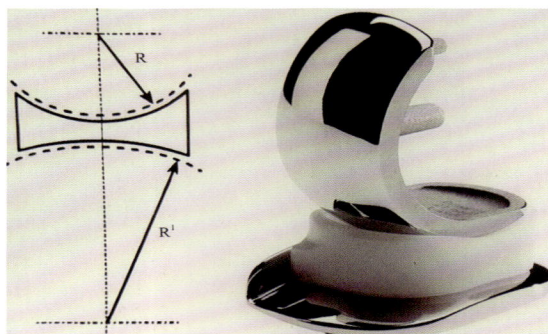

▲ 图1-10　圆顶的胫骨平台和双凹面活动垫片设计图和实物图
（引自涂意辉，薛华明.膝单髁置换术：理论和实践[M].北京：科学出版社，2023）

换术经验，中长期疗效、假体生存率与国外不相上下。尽管如此，这项技术在国内起步晚，认识不足，仍有许多外科医生不熟悉，传统膝关节单髁置换术仍有相当比例的患者出现术后力线不良和假体位置不正，导致其推广应用受到一定程度的限制。

随着技术进步，具有微创化、精准化和个体化特点的机器人，定制假体和导航技术等手术辅助设备有望将这种技术的难度降至最低。同济大学附属杨浦医院涂意辉教授团队针对国人解剖特点开发了一批创新技术和匹配的专利工具，提出了新颖的股骨髓外定位和非髓定位法，解决了一部分股骨畸形患者的股骨假体定位难题，系列工具的开发应用使得单髁置换术更加得心应手，不但显著降低手术难度，还使得手术的精准度大幅提高。并且还根据国人的骨骼解剖学特点，调整了股骨髓内导杆的入口点及导杆远端与踝关节皮缘的距离，使股骨假体后倾接近10°，胫骨假体后倾接近7°。2016年，MAKO骨科关节机器人被引入中国，上海市第六人民医院、中国人民解放军总医院和北京大学人民医院较早开展了机器人辅助膝关节单髁置换术，尽管病例较少，随访时间短，但其出色的临床疗效及精准的假体力线无疑为膝关节单髁置换术在国内开展起到推动作用。

现阶段膝关节单髁置换术尚未得到充分利

用，我国人口基数大，随着老龄化增速，需要手术的单间室骨关节炎患者总体数量不少。目前，国内能够较熟练开展此项技术的医院仍然偏少，累积的病例样本少，随访时间短，且多为回顾性研究，循证医学研究很少。同时，单髁置换术起源于国外，假体的设计理念及匹配适用于美洲人群及欧洲人群，对于亚洲人群也只有日本、韩国有部分研究应用，我国在假体设计上尤其高原少数民族人群尚存在空白。AI人工智能和机器人辅助膝关节单髁置换术尚未在临床研究实施。高原患者属于特殊群体，尤其长期居住在高原的少数民族患者，其特有体质与低海拔地区人群也存在很大差异，如高海拔地区少数民族的高原红细胞增多症、血压严重偏高等，如何因地制宜为高海拔地区患者制订合适的手术指征也需要大样本的积累实施。从目前的膝关节单髁置换假体的应用报道还未见有生物型假体。因此，对于膝关节单髁置换术的发展，不仅需要注重教育培训、规范手术操作、加强多中心合作，还需要开展前瞻性随机对照研究，观察大样本、中长期临床疗效，提高广大骨科医生对膝关节单髁置换术的认识，推动该技术在国内开展，使之成为治疗膝骨关节炎可供选择的有效方法之一。

参考文献

[1] WILSON H A, MIDDLETON R, ABRAM S G F, et al. Patient relevant outcomes of unicompartmental versus total knee replacement:systematic review and meta-analysis [J].BMJ, 2019, 364:1352.

[2] BEARD D J, DAVIES L J,COOK JA,et al. The clinical and cost-effectiveness of total versus partial knee replacement in patients with medial compartment osteoarthritis (TOPKAT):5-year outcomes of a randomised controlled trial [J].Lancet, 2019, 394 (10200):746-756.

[3] COOK R, DAVIDSON P, WHITE A,et al. Partial knee replacement could be firstchoicefor some patients with osteoarthritis[J].BMJ, 2019, 367:15994.

[4] GOODFELLOW JO C, PANDIT H, DOOD C,et al. Unicompartmental arthroplasty with the Oxford Knee. 2nd edition [M]. Oxford: Goodfellow Publishers, 2015.

[5] TU Y,XUE H, MA T,et al. Superior femoral component alignment can be achieved with Oxford microplasty instrumentation after minimally invasive unicompartmental knee arthroplasty [J]. Knee Surg Sports Traumatol Arthrose, 2017, 25(3):729-735.

骨关节炎（osteoarthritis，OA）是指由多种因素引起关节软骨纤维化、皲裂、溃疡、脱失而导致的以关节疼痛为主要症状的退行性疾病。膝关节骨关节炎（knee osteoarthritis，KOA）患者在临床上常出现膝关节内侧及周围疼痛，通常在负重时加重、休息后改善，并有晨僵现象（图 2-1）。我国人口加速老龄化的现状对骨关节炎的防治工作提出了疾病防治中心前移的要求。近年来随着医学的发展，高原地区 KOA 的检出率呈明显增长趋势，这与高原地区特殊的生活环境、生活习惯，以及生活在高原地区的少数民族基因的特异性有明显相关性。高原地区是否需要制订新的膝骨关节炎治疗标准还需要进一步研究，笔者就现阶段高原地区膝骨关节炎的研究做如下概述。

一、流行病学

全球 KOA 患病率为 3.8%（3.6%～4.1%）。韩国男性及女性症状性 KOA 患病率分别为 4.4%（3.8%～5.2%）和 19.2%（17.9%～20.6%）。21 世纪初在美国，KOA 患病率为 16%，较 20 世纪初（KOA 患病率为 6%）高 2.1 倍。中国症状性 KOA 的患病率为 8.1%，KOA 患病率存在明显地域性差异，其中以西南地区（13.7%）和西北地区（10.8%）最高，华北地区（5.4%）和东部沿海地区（5.5%）相对较低。

高原地区 KOA 的流行病学研究资料虽然有限，但已经显示出高原 KOA 患病率高于平原。南美洲墨西哥城（平均海拔 3930m）的调查显示，KOA 的患病率为 19.6%。中国新疆阿合奇县（平均海拔 2682m）的调查显示，40 岁以上柯尔克孜族 KOA 患病率为 37.18%。云南

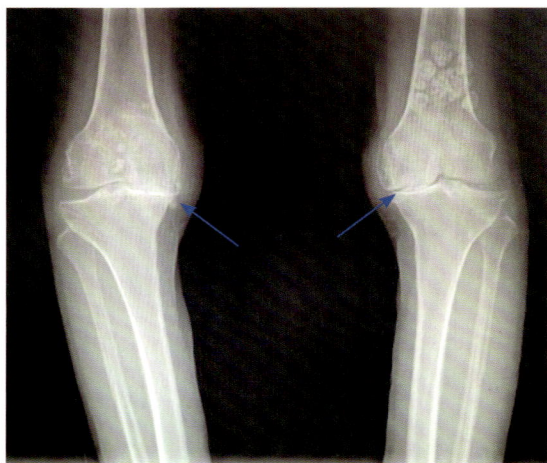

▲ 图 2-1　膝骨关节炎 X 线片
箭为双侧膝关节内侧间室明显变窄，左侧膝关节内侧间室出现骨对骨畸形

省迪庆藏族自治州（平均海拔 3380m）50 岁以上中老年人 KOA 患病率为 38.4%。

二、病因和发病机制

（一）病因

1. 关节负荷　肥胖体型人群 KOA 高发，肥胖增加关节负担。10 年内体重减少 5kg，KOA 发病率降低 50%。肥胖的发生归因于能量摄入过多或消耗减少，高原地区肥胖患病率增加，与生活水平提高和高原地区特有的饮食习惯有直接关系。一方面，高原人群的膳食构成以动物性食物为主，占日摄入量的 6.9%～61.7%，属高脂肪、高蛋白饮食，白酒的摄入量占 9.61%，均是高原地区肥胖的原因。另一方面，高原地区气压较低，相对寒冷干燥，海拔每增高 1000m，平均气温下降 6.5℃，

高原地区居民需要摄入高能量食物抵御严寒，这也是摄入过多引起肥胖的原因。

2.生活环境 寒冷潮湿的生活环境使 KOA 发病增加。中国高原地区农牧民生活条件独具特色，常住居民多为藏族或蒙古族，长期居住于帐篷、蒙古包等传统建筑中，放牧、跪地挖冬虫夏草等日常生活、劳作导致其直接接触草甸，生活环境与工作环境较为潮湿，加上高原地区常年气候寒冷，增加了 KOA 的发病风险。

3.血脂 流行病学研究表明，血清胆固醇水平升高与 KOA 之间存在关联，由于胆固醇稳态调节异常导致的软骨细胞中异常脂质积累与 KOA 的发展有关。西藏农、牧地区 18 岁及以上成人血脂异常患病率 30.3%，明显高于全国水平。甘肃省甘南藏族自治州藏族 8 岁及以上人群高脂血症患者患病率为 26.1%，明显高于全国水平。西藏所在的西南地区及甘南所在的西北地区 KOA 患病率也明显高于全国 KOA 患病率。

4.血压 高血压与骨关节炎患病率呈正相关。中国藏族年龄 >18 岁人群高血压的患病率为 36%，高于中国"十二五"调查的全国高血压患病率水平（23.2%）。

5.性别 KOA 的发病率女性高于男性。短时间暴露于海拔 5000m 低氧环境不能明显改变下丘脑促性腺激素释放激素（gonadotropin releasing hormone，GnRH）水平，而延长低氧暴露时间，下丘脑 GnRH 水平下降，提示长时间暴露于低氧环境对 GnRH 的合成有抑制作用，GnRH 水平下降导致体内雌激素水平下降。女性绝经期后 KOA 发病率大幅增加，与体内雌激素水平下降有关。有研究发现，雌激素替代疗法可延缓 KOA 的进展趋势，对 KOA 的恶化有一定延缓作用。

（二）发病机制

1.白细胞介素（IL）-1β、肿瘤坏死因子 -α（TNF-α）、IL-6、IL-8、IL-15、IL-17、IL-18、IL-21 及白血病抑制因子均与骨关节炎发病有关。

2.关节负荷的增大可以诱发膝关节内侧间室骨关节炎的发生，膝关节内收力短（knee adduction moment，KAM）的峰值与胫骨内侧骨髓病变显著相关（OR=2.3；95%CI 1.07～4.7），但与股骨内侧骨髓病变无关（OR=1.85；95%CI 0.93～3.7）。

三、临床表现

膝关节疼痛和膝关节活动受限是 KOA 最常见的临床症状。膝关节疼痛初期为轻度或中度间断性隐痛，休息后好转，活动后加重，重度 KOA 可以出现持续性疼痛或夜间痛；膝关节活动受限中期可出现关节绞锁，晚期活动受限加重可导致残疾，部分患者可出现关节僵硬的症状，多发生于晨起或较长时间未活动后，表现为关节僵硬及发紧感，活动后可缓解，关节僵硬持续时间一般较短，常为几分钟至十几分钟，极少超过 30min。膝关节压痛和膝关节畸形是 KOA 的最常见体征，膝关节可因骨赘形成或滑膜炎症积液出现关节肿大，除此之外，由于膝关节软骨破坏，关节面不平整，所以活动时可出现骨摩擦音。

四、辅助检查

（一）膝关节 X 线片

膝关节 X 线片为确诊 KOA 的最简单、最有价值的影像学检查。早期 X 线检查常为阴性，偶尔侧位片可见髌骨上下缘有骨赘形成。X 线片上的三个典型表现为：①受累关节非对称性关节间隙变窄；②软骨下骨硬化和（或）囊性变；③关节边缘骨赘形成。除上述典型表现外，部分患者 X 线片可显示不同程度的关节肿胀、关节内游离体，甚至关节变形。

（二）膝关节 MRI

可见 KOA 关节软骨厚度变薄、缺损、骨髓水肿、关节积液，以及膝关节半月板变性、损伤和腘窝囊肿等。MRI 对于诊断早期 KOA 有一定价值，目前多用于 KOA 的临床研究。

（三）膝关节 CT

KOA 在 CT 上常表现为受累关节间隙狭窄、软骨下骨硬化、囊性变和骨赘增生等，多用于 KOA 的关节置换术术前评估。

（四）膝关节超声

随着超声技术的发展及肌肉骨骼超声的普及，彩超检查成为 KOA 重要的辅助检查手段，超声可显示关节边缘骨赘、软骨退变、滑膜炎、关节积液、腘窝囊肿及半月板膨出等病理改变，由于超声识别骨赘和滑膜炎敏感性高，所以超声检查对 KOA 早期诊断、小关节评估及 KOA 相关滑膜炎的评价具有重要的参考价值。

五、诊断及鉴别诊断

（一）诊断

KOA 的诊断主要依靠病史、症状及体格检查。与负重活动相关的膝关节疼痛、肿胀、畸形，以及活动障碍是 KOA 主要临床表现。X 线检查能清晰地显示骨骼系统但不能显示软组织，因此 X 线检查适用于中晚期的 KOA 诊断。MRI 是目前最可靠最全面的 KOA 诊断方法，但检查时间长、费用昂贵、对发现微小骨折及钙化不敏感。超声检查的优势在于可动态观察屈伸状态下关节及其周围软组织的形态结构变化等，对 KOA 的关节软骨损伤程度分期和预后判断具有很高的临床价值。

KOA 的 Kellgren-Lawrance（K-L）分期如下所示。

0 期：无关节炎症或结构改变，正常关节。

Ⅰ期：可能有骨赘，关节间隙可疑变窄。

Ⅱ期：有明显骨赘，关节间隙可疑变窄。

Ⅲ期：中等量骨赘，关节间隙变窄较明显，有硬化性病变。

Ⅳ期：大量骨赘，关节间隙明显变窄，严重硬化性病变及明显畸形。

（二）鉴别诊断

KOA 与其他膝关节炎症相鉴别主要依靠实验室检查，KOA 患者的血常规、蛋白电泳、免疫复合物及血清补体等一般在正常范围内。若 KOA 患者处于急性发作期，可出现 C 反应蛋白和红细胞沉降率轻度增高。

1. 类风湿关节炎　KOA 为以关节变性、骨质增生等为主的退行性疾病，常单侧发病。类风湿关节炎（knee rheumatoid arthritis，KRA）为自身免疫性炎性疾病，呈对称性发病。近年来，随着影像学技术的发展，MRI 逐渐应用于 KRA、KOA 鉴别诊断中。在 MRI 的表现中，KRA 为大面积 T_1WI 信号降低，KOA 为 T_1WI 局部软骨信号降低，且 KRA 软骨下骨关节病变程度较为严重。

2. 银屑病关节炎　银屑病关节炎好发于中年人，起病较缓慢，以远端指（趾）间关节、掌指关节、跖关节及膝关节和腕关节等四肢关节受累为主，关节病变常不对称，可有关节畸形。病程中可出现不同于 KOA 的银屑病皮肤和指（趾）甲改变。

3. 痛风性关节炎　痛风性关节炎多发生于中年以上男性，反复急性发作，最常累及第一跖趾关节和跗骨关节，也可侵犯膝、踝、肘、腕及手关节，表现为关节红、肿、热和剧烈疼痛。血尿酸水平升高，关节囊滑液中可观察到尿酸盐结晶。慢性患者可出现肾脏损伤，在关节周围和耳郭等部位可出现痛风石。KOA 的血尿酸水平及肾脏功能一般在正常范围内，且不会出现痛风石。

六、高原地区 KOA 的治疗及预后

KOA 的基础治疗，包括保健预防和康复两方面，贯穿于"正常—患病—恢复正常"的整个过程。包括对患者进行科普教育、中医调理、支具保护、适当肌肉锻炼和适宜的活动指导。中国高原地区，医疗条件相对落后，基层医疗水平相对低下，居民受教育水平较低，在膝关节不适初期常常不能及时就医，往往已经出现较重的临床症状时才就诊，错失了最佳的治疗及康复时机，因此绝大多数高原膝关节骨关节炎的患者就诊时即为Ⅱ～Ⅳ期，单纯的基础治疗很难使患者获得比较满意的结果。目前针对这类不适用于单纯基础治疗的 KOA 患者，我们多采取"基础治疗 + 药物治疗"或"基础治疗 + 药物治疗 + 手术治疗"的方式。

（一）药物治疗

1.局部外用药物　高龄患者及KOA早期患者可尝试局部外用药物，如氟比洛芬凝胶贴膏、双氯芬酸二乙胺乳胶剂等，此方法应用于局部，不良反应小，但起效较慢、效果一般，可作为辅助用药。

2.口服药物　常用口服药物有非甾体抗炎药（nonsteroidal antiinflammatory drug，NSAID）、缓解关节疼痛药物、阿片类药物、抗焦虑药物等。其中NSAID是最常用的Ⅰ类药物，它又分为两类：非选择性环氧合酶（Cyclooxygenase，COX）抑制药，如阿司匹林、布洛芬等，选择性COX-2抑制药，如塞来昔布、艾瑞昔布等，均有比较好的消炎止痛效果。氨基葡萄糖、双醋瑞因等药物可以缓解关节疼痛，可作为NSAID的辅助用药。阿片类药物仅在NSAID使用无效时使用，其成瘾性较强，使用时应注意。《中国骨科大手术静脉血栓栓塞症预防指南》中提到阿司匹林可用于下肢深静脉血栓的预防，对于围术期的KOA患者可口服阿司匹林，既可以预防下肢深静脉血栓，又可用于围术期止痛。

3.关节腔内注射　关节腔内注射糖皮质激素、玻璃酸钠、富血小板血浆等均可缓解疼痛，改善关节功能。Cole和Ahmad等报道，关节腔内注射富血小板血浆取得较好的效果。

（二）手术治疗

1.胫骨高位截骨术

(1)胫骨高位截骨术（high tibial osteotomy，HTO）：HTO的初衷是通过胫骨近端截骨，把下肢力线（理想下肢力线为站立前后位股骨头中心与踝关节中心的连线通过膝关节中心）从发生炎症和磨损的膝关节内侧间室，转移到相对正常的外侧间室，从而达到缓解关节炎症状并延长膝关节寿命的目的（图2-2）。近年来，"保膝"理念在临床上得到了广泛认可，HTO技术也日趋成熟。

(2)HTO适应证及禁忌证

①适应证：a.内翻畸形伴内侧间室关节炎；b.内翻畸形伴关节不稳；c.内翻畸形伴关

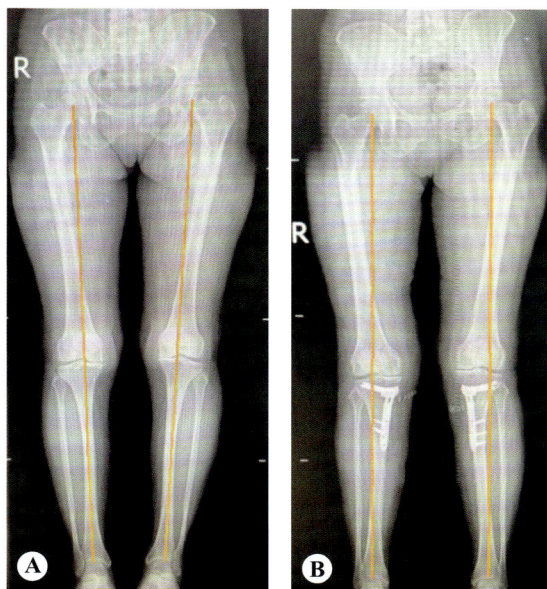

▲ 图2-2　胫骨高位截骨术术前、术后X线片
A. KOA手术前X线片，根据KOA的K-L分期，双侧KOA为Ⅳ期；B. KOA行胫骨高位截骨术后X线片，双侧下肢力线得到矫正

节炎和关节不稳；诉内翻畸形伴半月板或软骨损伤；d.外翻畸形伴外侧间室关节炎；e.成人剥脱性骨软骨炎；f.年轻患者股骨内侧髁骨坏死。

②禁忌证：a.年老患者（＞60岁），对活动要求不高者更适合全膝关节置换术；b.膝关节对侧间室退变或外侧半月板切除术后；c.膝关节活动度丢失＞70°；d.髌股关节退变且有症状；e.疼痛与临床检查不一致（如髌股关节疼痛合并内侧间室骨关节炎）；f.炎性关节病变（如类风湿关节炎）。

(3)HTO手术过程：采用硬膜外麻醉，患者仰卧位，使用气囊止血带，术区常规消毒铺单。于胫骨近端内侧作一长约10cm弧形切口，依次切开皮肤、皮下组织，显露胫骨近端内侧副韧带附着处及鹅足（pes anserinus），用骨膜剥离器剥离胫骨近端部分骨膜。在C臂X线机透视下，将2枚克氏针植入已标记好的截骨平面，紧贴克氏针下缘采用摆锯斜行截骨，在接近胫腓关节时换用骨刀操作，以避免损伤腓总神经和外侧副韧带，保留相应的合页。截骨完毕后将撑开器植入截骨面，撑开至术前设定的角度。在 X 线机透视下再次调整矫正角度和下肢力线，确保力线通过髋关节、膝关节、踝关节中心，在截骨间隙予以植骨，植入锁定接骨板及螺钉固定。

2. 膝关节单髁置换术

(1) 膝关节单髁置换术（unicompartmental knee arthroplasty，UKA）：膝关节单间室骨关节炎，如果不伴严重力线异常，且交叉韧带功能良好，可以进行单间室人工关节置换术，预后良好（图 2-3）。早期 UKA 由于失败率较高而被弃用，但其明显的优势，如创伤小、感染率低、住院时间短、安全性高、恢复快等，吸引着众多学者不断探索。随着假体设计的优化、适应证的合理选择、手术技术的成熟，现在 UKA 术后的短期假体生存率接近甚至略优于全膝关节置换术（total knee arthroplasty，TKA），UKA 术后中长期假体生存率约等于TKA。从短期疗效来看，活动平台假体生存率略低于固定平台假体，固定平台垫片磨损率高于活动平台，垫片脱位率、外翻发生率、再手术率低于活动平台，远期生存率高于活动平台。目前我们认为，膝关节固定平台单髁置换术的术后评价以解剖为基础而不是以下肢力线为基础（图 2-4）。

(2) UKA 适应证及禁忌证

①适应证：Kozinn 和 Scott 在 1989 年提出膝关节内侧 UKA 选择标准：非炎症性关节炎（骨关节炎、创伤性关节炎等）。膝关节病变局限于内侧间室（负重位相内侧关节间隙明显变窄），没有外侧间室和髌股关节软骨损伤。无严重膝关节畸形，膝内翻<15°，屈曲挛缩<5°。膝关节周围韧带完整。随着外科手术技术、假体设计、衬垫表面技术的进步，扩大了膝关节内侧 UKA 的适应证，体重更大和有前交叉韧带缺陷的膝关节也进行了 UKA，并取得了不错的效果。

②禁忌证：年龄<60 岁、体质量>82kg、活动要求高、软骨钙质沉着病和髌股关节骨暴

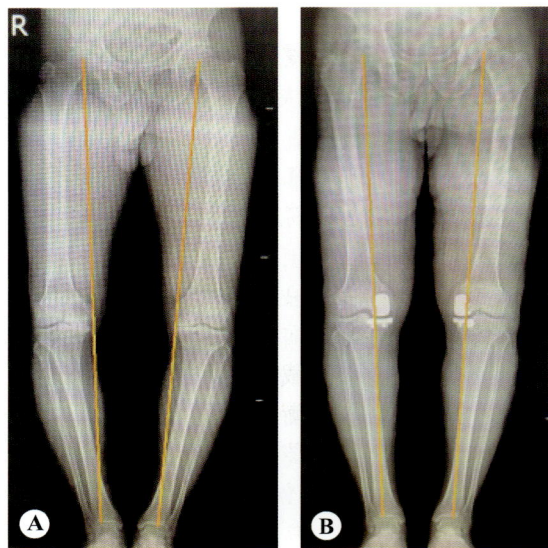

▲ 图 2-3　膝关节单髁置换术术前、术后 X 线片
A. KOA 手术前 X 线片，根据 KOA 的 K-L 分期，双侧 KOA 为Ⅳ期；B. KOA 行膝关节单髁置换术后 X 线片，股骨与胫骨假体在位

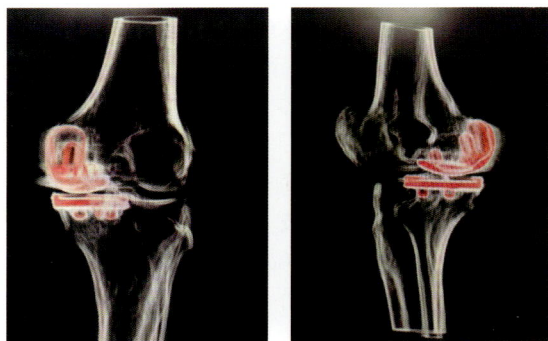

▲ 图 2-4　膝关节固定平台单髁置换术术后假体位置图

露等。

(3) UKA 手术过程：行硬膜外麻醉，患者取仰卧位，使用充气止血带。患肢置于特定的下肢托架上，小腿自然下垂，呈屈髋屈膝位，膝关节成 90° 屈曲，在髌骨及髌韧带内侧缘做长 7～9cm 斜形切口，逐层切开皮下组织、深筋膜，切开关节囊，进入关节腔，拉钩牵开并翻转髌骨，对髌骨关节、外侧间室、交叉韧带等结构进行查看，排除单髁置换术禁忌证，切

除部分脂肪垫、内侧半月板，清除关节周缘及髁间窝骨赘，充分显露膝关节，在胫骨侧进行髓外定位，植入胫骨导向器并与胫骨长轴平行，行胫骨平台截骨，切除厚度为胫骨磨损最深处下方 2～3mm。在股骨侧进行髓内定位，在后交叉韧带上止点前方约 1cm 处开髓，插入股骨髓内定位杆固定，将膝关节维持屈曲 90°固定，在股骨内髁中央安装合适的股骨截骨导向器，确保其在冠状面与矢状面始终与髓内定位杆平行，通过股骨截骨导向器进行股骨后髁及股骨远端截骨。平衡膝关节屈伸间隙后，在胫骨上开槽。清理关节后方，对骨组织边缘处适当进行修整，清理骨碎屑。植入胫骨及股骨假体试模，并检测膝关节的松紧度及稳定性，检测完成后对伤口及截骨面冲洗，选择合适假体完成安装，对手术部位进行冲洗、止血、放置引流管，逐层缝合手术切口。

下文将进一步讨论在高原地区行膝关节单髁置换术的步骤、技巧、并发症及围术期注意事项等相关问题。

3. 全膝关节置换术

(1) 全膝关节置换术(total knee arthroplasty，TKA)：人工全膝关节置换术是目前治疗 KOA 最成熟的手术方式，适用于严重的多间室病变，其目的是纠正下肢力线，增加膝关节的活动范围，平衡膝关节内外侧软组织松紧度，矫正髌骨的活动轨迹，TKA 是 KOA 晚期患者有效的治疗方法，绝大多数患者远期疗效满意（图 2-5 ）。

(2) TKA 适应证及禁忌证

①适应证：在初次 TKA 的病例最常见的是膝关节退行性疾病引起的骨关节炎，还包括类风湿关节炎、缺血性骨坏死，以及其他原因引起的炎性关节病损。TKA 的目的在于缓解疼痛、改善膝关节功能。选择 TKA 的病例应该有明确关节破坏的 X 线表现，内科保守治疗无效的中度到重度膝关节疼痛病史，临床表现明显的膝关节活动受限、影响日常生活质量。TKA 患者年龄最好>60 岁，体重不超过 80kg，但应根据患者年龄、性别、病程和使用情况做

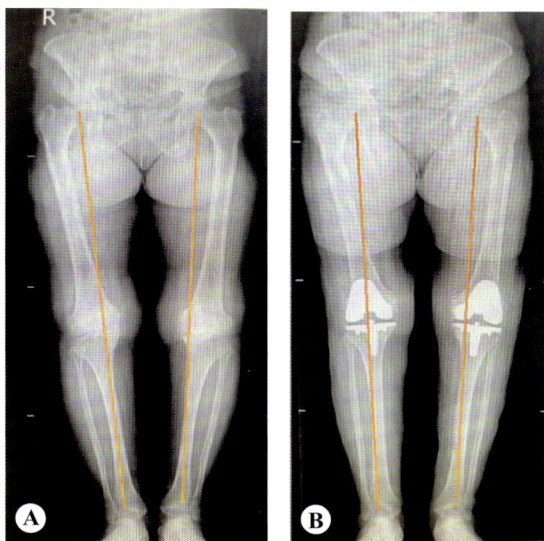

▲ 图 2-5 全膝关节置换术术前、术后 X 线片

A. KOA 手术前 X 线片，根据 KOA 的 K-L 分期，左侧 KOA 为Ⅳ期；B. KOA 行左侧全膝关节置换术后 X 线片，股骨与胫骨假体在位

出选择。

②禁忌证：活动性或潜在的（<1 年）膝关节感染。身体的其他部位存在活动性感染。股四头肌或伸膝无力。

(3) TKA 手术过程：行硬膜外麻醉，取仰卧位，使用充气止血带。在膝关节正中间行纵向切口，长度为 11～15cm，逐层切开皮下组织、深筋膜后，取内侧髌旁入路进入关节腔并充分暴露，切除部分髌下脂肪垫，适当松解周围紧张的韧带，外翻髌骨，切除残余的半月板及前后交叉韧带，咬除增生的骨赘，极度屈曲膝关节以充分显露股骨内外髁和胫骨平台。在股骨侧进行髓内定位，在后交叉韧带上止点前方约 1cm、髁间窝正中略偏内侧几毫米处行股骨髓腔开孔，精确安装股骨远端截骨导向器，以 5°～7° 外翻角行股骨远端截骨。更换四合一截骨导向器并予 3° 外旋位安置，行前后方及前后斜面截骨。最后行髁间截骨。在胫骨侧使用髓外定位，将髓外定位器垂直于胫骨解剖轴并适度后倾 3°～5° 固定，然后行胫骨侧截骨。将髌骨适当修整成形。安装胫骨和股骨假体

试模，检查并确保其匹配度、关节活动度、稳定性及下肢力线良好，然后对切口及截骨面冲洗，完成假体安装，冲洗关节，做好常规止血处理，留置引流管，缝合手术切口。

结论

中国高原地区高海拔、低氧等特殊的地理环境、饮食，以及生活习惯等因素共同作用形成了高原 KOA 发病率高的特点。对于已经确诊的 KOA 患者，不论是药物治疗、HTO、UKA 还是 TKA，都是以缓解或消除患者疼痛、恢复正常生活、提高生活质量为治疗目的。为了降低该疾病在高原的发病率，我们还需从源头控制 KOA 的发生，加大对高原地区居民的医学知识宣传力度，提高对疾病的重视程度，改善饮食习惯，降低 KOA 发病率。

参考文献

[1] JIANG T,YANG T,ZHANG W,et al. Prevalence of ultrasound-detected knee synovial abnormalities in a middle-aged andolder general population-the Xiangya Osteoarthritis Study[J]. Arthritis Res Ther, 2021, 23(1):156.

[2] ZABOTTI A,FILIPPOU G,CANZONI M,et al. OMERACT agreement and reliability study of ultrasonographic elementary lesions inosteoarthritis of the foot[J],RMD,Open, 2019, 5(1):e795.

[3] PAPATHANASIOU I,ANASTASOPOULOU L,TSEZOU A. Cholesterol metabolism related genes in osteoarthritis[J]. Bone,2021, 152:116076.

[4] COLE BJ,KARAS V,HUSSEY K,et al. Hyaluronic Acid Versus Platelet-Rich Plasma: A Prospective,Double-Blind Randomized Controlled Trial Comparing Clinical Outcomes and Effects on Intra-articular Biology for the Treatment of Knee Osteoarthritis[J]. Am J Sports Med, 2017, 45(2): 339-346.

[5] AHMAD HS,FARRAG SE,OKASHA AE,et al. Clinical outcomes are associated with changes in ultrasonographic structural appearance after platelet-rich plasma treatment for knee osteoarthritis[J]. Int J Rheum Dis, 2018, 21(5):960-966.

第3章 内侧固定平台单髁置换术技巧

膝关节骨关节炎是一种常见的关节疾病，随着人口老龄化的加剧，其发病率逐年上升。对于严重的膝关节骨关节炎患者，全膝关节置换术是一种有效的治疗手段。然而，对于部分年轻患者或只需要置换部分关节的患者，固定平台单髁置换术成为一种理想的选择。本章将详细介绍固定平台单髁置换术技巧，包括手术适应证与禁忌证、手术技巧、术后康复等方面的内容。

一、手术适应证与禁忌证

固定平台单髁置换术主要适用于单侧膝关节骨关节炎患者，有经典适应证、牛津适应证及现代适应证。

（一）经典适应证与现代适应证（表 3-1）

表 3-1 经典适应证和现代适应证	
经典适应证	现代适应证
• 膝关节单间室疾病	• 内侧间室的骨对骨接触
• 年龄＞60 岁	• 外侧间室软骨完整
• 体重＜82kg	• 内侧副韧带功能正常
• 低度活动要求	• 前交叉韧带功能正常
• 无静息痛或极轻微	
• 屈曲度＞90°，屈曲受限＜5°	
• 成角畸形＜15°	
• 排除炎性疾病	

（二）牛津适应证

牛津膝关节单髁置换术主要手术指征是症状明显的前内侧骨关节炎，具体如下。

1. 内侧间室软骨全层缺损，裸露的"骨对骨"改变（Ahlback 2、3 或 4 级）。

2. 外翻应力像证实外侧间室保留全层软骨。

3. 侧位 X 线片，胫骨内侧平台后部及股骨内侧髁后部的关节面完整。

4. 关节内的内翻畸形在屈曲 20° 时可以通过手法矫正，外翻应力像能更好地证实。

（三）禁忌证

1. 前交叉韧带（anterior cruciate ligament，ACL）[或后交叉韧带（posterior cruciate ligament，PCL）或内侧副韧带（medial collateral ligament，MCL）] 缺失或严重损害。

2. 内侧间室没有表现硬化骨"骨对骨"接触征象。

3. 关节内的内翻畸形不能充分矫正。

4. 内外侧方向的半脱位，不能在外翻应力像中矫正。

5. 屈曲畸形＞15°，暗示 ACL 功能缺失。

6. 麻醉下屈曲范围＜100°。

7. 外侧间室中央部分软骨磨损。

8. 髌股关节外侧关节面磨损硬化或存在深沟。

9. 既往做过胫骨外翻截骨。

老龄曾被认为是一个相对禁忌证。然而，基于英格兰关节登记中心（National Joint Registry，NJR）的数据研究，我们发现老龄患者 UKA 术后可以获得特别好的结果。随年龄增加，假体生存率、临床评分及满意度都有提高。另外，UKA 具有低并发症、低死亡率、恢复快的优势，因此推荐适用于老龄患者，尤其是身体条件差的患者。然而很奇怪的是，对于老龄患者，很多外科医生并没有选择UKA，在他们50—60岁的患者，UKA占到接近20%，但是80—90岁的患者中只占5%。这可能是因为外科医生认为老龄患者不需要翻修，TKA是最好选择。然而，UKA同样适用于老龄患者，因为这类人群UKA生存率高，而预期寿命短。因此，我们认为老龄患者患有前内侧骨关节炎而需要关节置换术时，应使用UKA治疗。另外，对于老龄患者，尤其是身体条件差的患者，若放宽指征时，仍然适合UKA。年轻曾被认为是固定平台UKA的禁忌证，因为其中有一些假体后期失败是由于聚乙烯磨损造成的，尤其是活动多的年轻患者。但很多研究包括瑞典膝关节置换登记中心和英格兰关节登记中心（NJR）认为年龄不是一个很好的参考指标。因为年轻患者的预期要超过假体的寿命，选择UKA相对比较好，毕竟UKA翻修比TKA更容易。因此，年轻不是UKA的禁忌证。

肥胖常作为UKA的禁忌证，但UKA没有把体重看作禁忌，有研究曾对两个中心2467例患者随访至少12年，分析BMI对治疗结果影响，结果BMI与假体生存率无相关性。现实中，对于高BMI的患者，我们首选UKA而不是TKA，因为前者手术更易实施，器械只需要在前方操作，伸膝装置只需向外侧半脱位即可。

在高原地区，因其独特的地理环境和人文环境，膝关节骨关节炎的患者普遍具有肥胖、低龄的特征，我们在对该类患者做术前评估时认为大多数患者适合做单髁置换术，并且取得了一定的效果（见第12章）。

二、手术技巧

（一）手术器械的选择

根据患者的具体情况选择合适的手术器械，包括假体大小等。固定平台假体具有更好的关节稳定性，在选择假体时，应根据患者的年龄、活动量、骨质量等因素进行综合考虑。

（二）手术流程

1. 术前X线片准备 术前所有患者均应拍摄双下肢全长正侧位片、膝关节正侧位片，有条件的情况下可拍摄膝关节内翻及外翻应力位片及髌骨轴位片（图3-1）。充分的X线片准备具有重要的意义，包括以下几点。

（1）评估膝关节病变程度：X线片可以提供关于膝关节病变的详细信息，包括骨骼的状况、软组织的情况及关节间隙的宽度等。这些信息对于确定是否需要进行单髁置换术及手术的具体方案非常重要。

（2）确定手术类型和设计：X线片可以帮助医生确定单髁置换术的具体类型和设计。根据X线上的骨头损伤程度，医生可以选择合适的人工关节来进行置换。

（3）规划手术步骤：根据X线片的结果，医生可以预先规划手术步骤，包括如何定位人工关节、选择适当植入物等。

（4）预测手术难度和风险：通过X线片，医生可以预先了解手术的难度和可能的风险，从而准备好相应的医疗团队和设备。

（5）制订术前计划：基于X线片的结果，医生可以为每个患者制订个性化的术前计划，以确保手术的顺利进行。

（6）提供患者教育和沟通：医生可以使用X线片向患者解释膝关节的病变情况，并讨论手术的必要性及术后恢复过程。

2. 肢体的摆放 患肢大腿安装止血带，使髋关节屈曲约60°，轻度外展，小腿屈曲约110°。膝关节所处位置必须能自由屈曲至少135°（图3-2）。

3. 手术入路 沿髌骨内侧缘顶点向关节线远端3cm处作内侧旁切口，远端止于胫骨结节中点。切口关节线以上占2/3，关节线下占1/3（图3-3）。在刚开始做UKA手术时，切口要大一些，从髌骨上缘开始。

4. 内侧平台的显露 分辨清髌骨内侧边缘，沿髌骨及髌腱内侧缘切开关节囊，显露髌骨前部。在关节囊上端加长切口，切口延伸

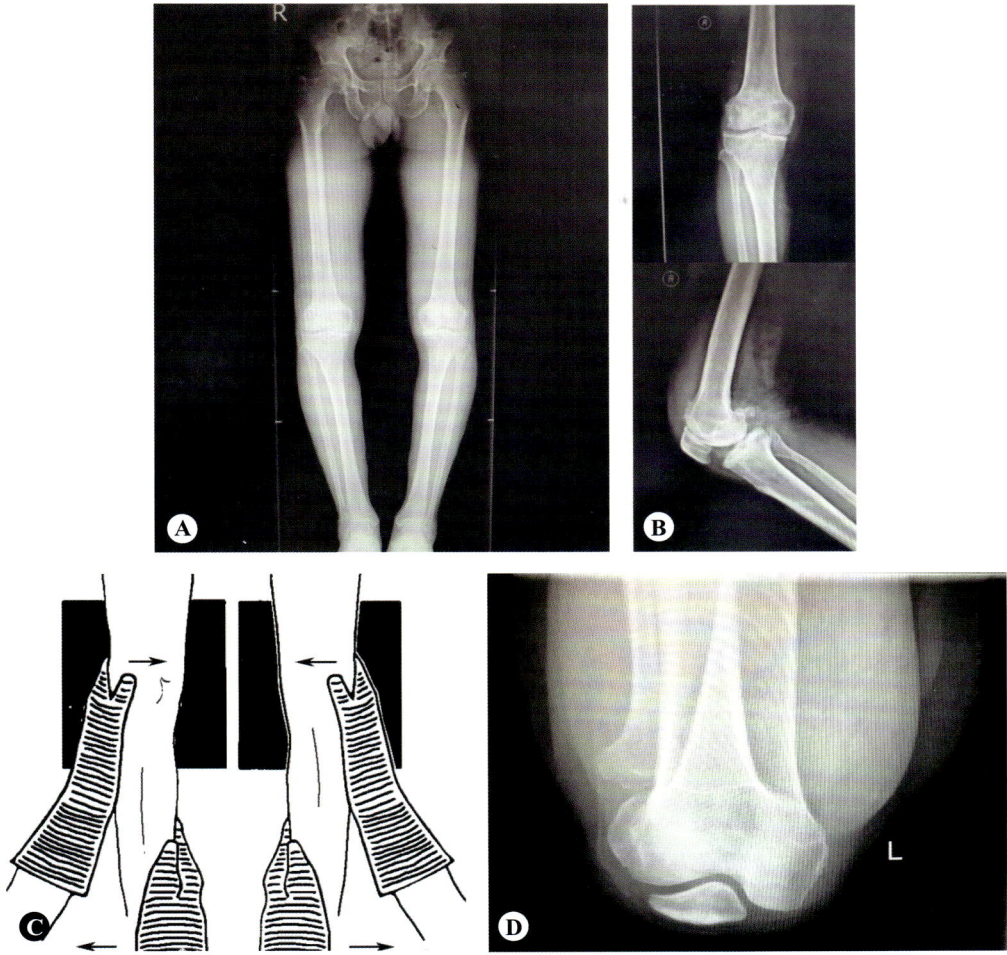

▲ 图 3-1 术前 X 线片准备

A. 双下肢全长正侧位片；B. 膝关节正侧位片；C. 膝关节内翻及外翻应力位片；D. 髌骨轴位片

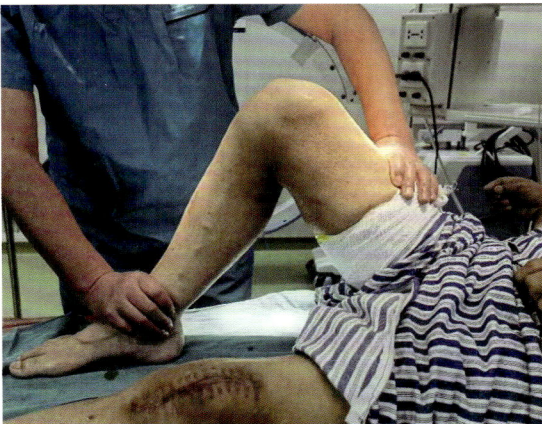

▲ 图 3-2 患肢摆放

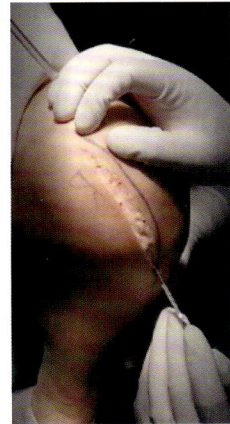

▲ 图 3-3 手术切口

2～3cm，进入股内侧肌。切除部分髌下脂肪垫，去除内侧半月板前部的部分组织，显露胫骨前部，拉钩置于关节滑囊腔（图3-4）。检查前叉韧带、内侧副韧带、外侧间室、髌股关节。若发现前交叉韧带损伤（图3-5），应用肌腱探钩拉一下检查韧带完整性。

5. 游离体的处理 根据术前 X 线表现，观察患肢较大游离体所处的位置，将下肢放至于伸直位，术者将食指伸入关节内，将关节周围游离体取出（图3-6 和图3-7）。

6. 髁间窝成形 髁间窝有增生骨赘的阻挡，影响关节活动时，进行髁间窝成形术，需完全去除股骨髁间窝外侧缘及顶点处的骨赘，以保证 ACL 未损伤，并矫正固定屈曲畸形，扩大髁间窝，消除撞击及磨损现象，使交叉韧带正常舒缩（图3-8）。

7. 骨赘的处理 用 6mm 宽的窄骨刀或者咬骨钳，去除内侧副韧带、股骨内髁外缘的骨赘，为下一步将锯片插入到髁间窝中准备足够的空间（图3-9）。

8. 胫骨导向器的放置 安装胫骨导向器至于胫骨上（图3-10），力线杆与胫骨中心线相

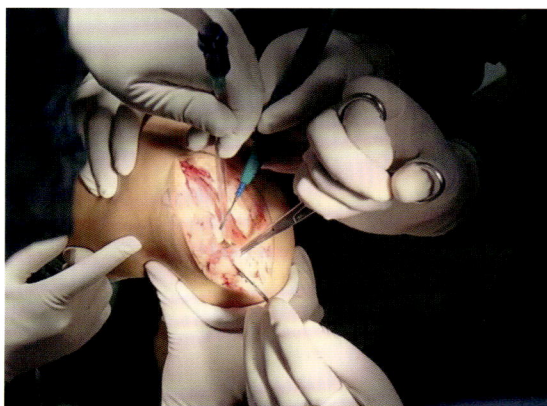

▲ 图3-4　显露内侧平台

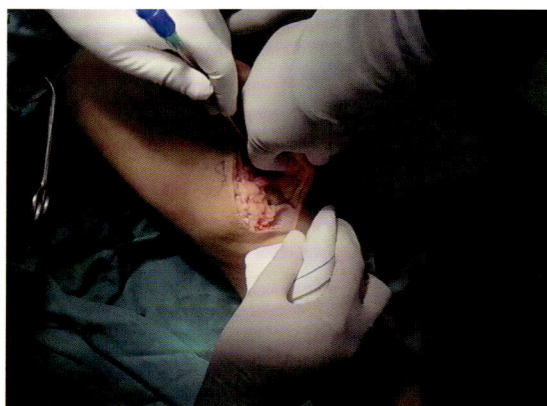

▲ 图3-6　游离体的处理

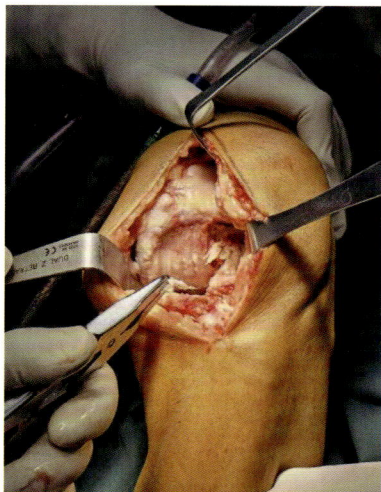

▲ 图3-5　前交叉韧带断裂

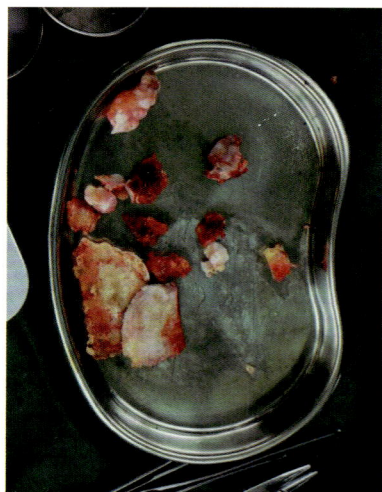

▲ 图3-7　取出的游离体及截骨骨块

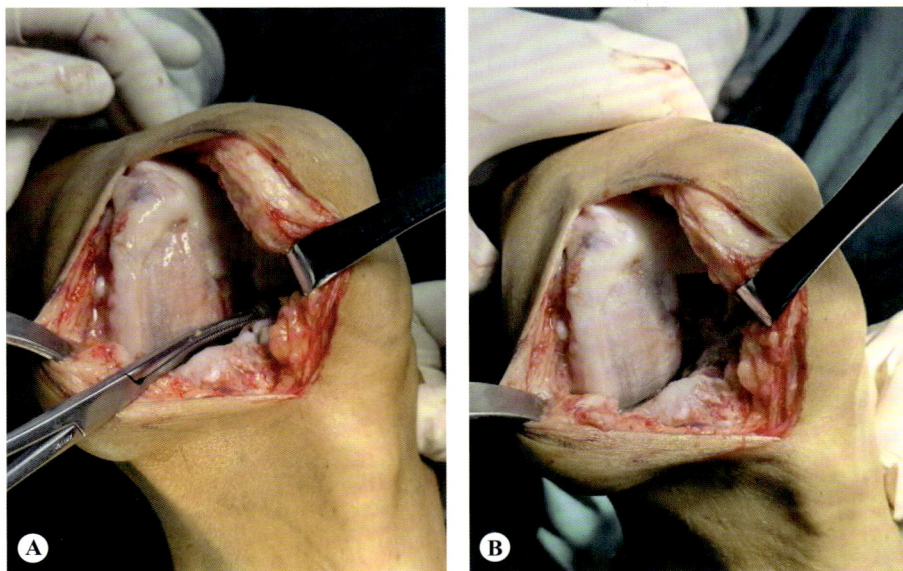

▲ 图 3-8　髁间窝成形

A. 髁间窝成形前；B. 髁间窝成形后

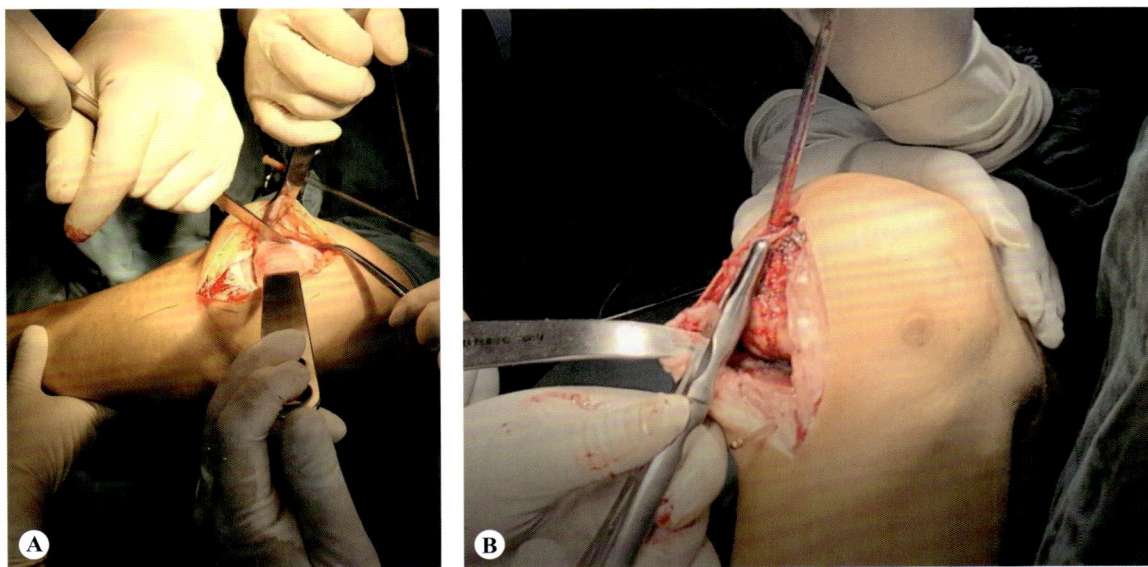

▲ 图 3-9　骨赘的处理

一致，需始终保持定位杆指向踝关节中心并与胫骨力学平行，需要注意以下参数：①轴向的内外旋角度；②冠状位的旋转角度；③侧方位（矢状位）；④胫骨后倾角度；⑤截骨的厚度。

9. 胫骨截骨　屈膝 110°，调整胫骨截骨上端，使其表面正对硬化骨。根据患者平台的大小，选择合适的定位工具（图 3-11），将定位工具放置在平台上，外侧部分与胫骨平台内侧缘重合，内侧部分使用电刀做定位（图 3-12和视频 3-1），定位处即为胫骨平台垂直截骨

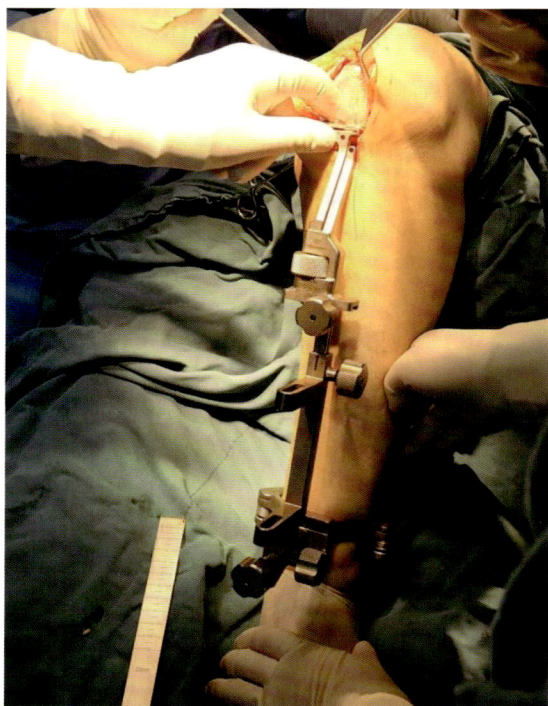

▲ 图 3-10　胫骨导向器的放置

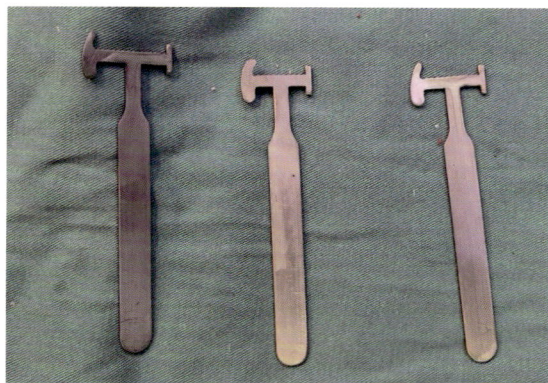

▲ 图 3-11　李钊伟教授自主设计的定位工具

处。此操作步骤可缩短手术时间，避免了前交叉韧带的损伤，截骨后的胫骨平台宽度与假体更加匹配。

用窄而硬的来复锯插入髁间窝并于定位处做胫骨垂直截骨，锯往下切割的时候不要切割超过预定的横向截骨水平，避免增加胫骨平台

假体周围骨折风险的可能。在胫骨和内侧副韧带之间用拉钩保护内侧副韧带，用宽摆锯做胫骨平台水平截骨。

10. 测试屈曲间隙　一般将 10mm 间隔垫块插入屈曲的膝关节间隙中，观察截骨厚度是否合适，并决定是否进行二次截骨（图 3-13）。

11. 股骨截骨　伸直膝关节，将股骨髁截骨模块放置于伸直间隙，并进行股骨髁截骨（图 3-14 和视频 3-2）。

12. 测试伸直间隙　选择与前面测得的匹配的屈曲间隙间隔垫块，将较厚的"伸直"端插入伸直的膝关节间隙中，观察膝关节是否可以完全伸直（图 3-15）。然后弯曲 5°～10° 松解后方结构，测试韧带张力，要求至少应有 2mm 的松紧度。

13. 股骨后髁截骨　膝关节屈曲 100°，放

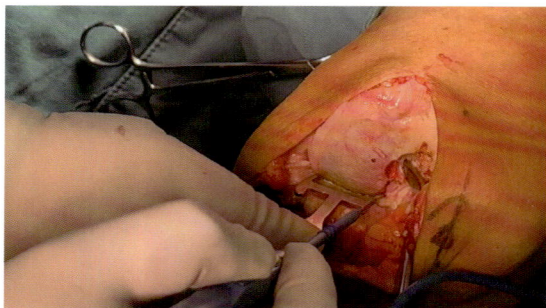

▲ 图 3-12　使用电刀定位垂直截骨位置

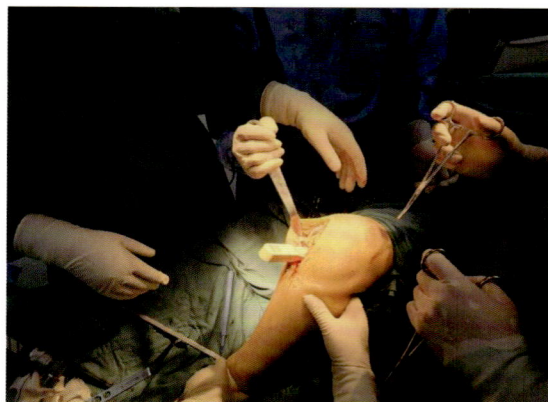

▲ 图 3-13　测试屈曲间隙

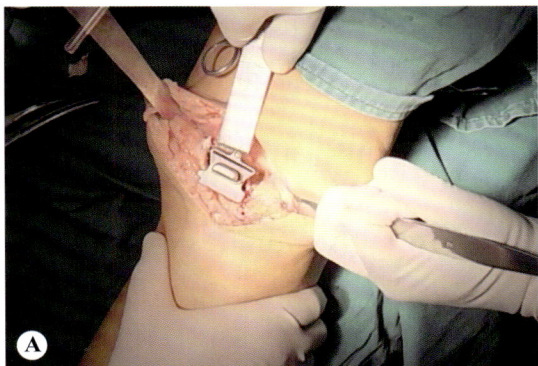

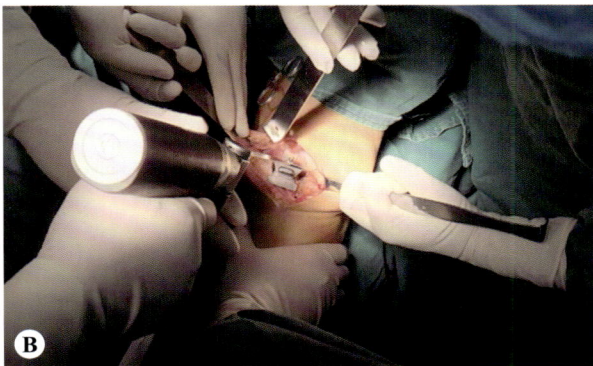

▲ 图 3-14 股骨近端截骨

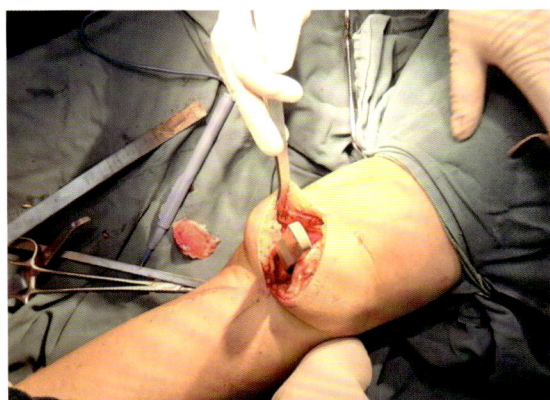

▲ 图 3-15 测试伸直间隙

置股骨尺寸测定器 / 精致导向器，进行股骨后髁截骨，并使用孔钻于股骨后髁截骨模块钻孔（图 3-16 和视频 3-3 ）。

14. 半月板的处理　将膝关节伸直或屈曲，以半月板的最佳显露为准。此时处理半月板可以很好地进入膝关节后方并去除内侧半月板残留结构。去除内侧半月板时，需要残留一圈袖套样组织，以保护内侧副韧带免受胫骨假体损伤，半月板后角需要完全去除（图 3-17 和视频 3-4 ）。

15. 胫骨侧尺寸的测量　插入截骨前胫骨的定位工具相匹配大小的胫骨尺寸测定器，测

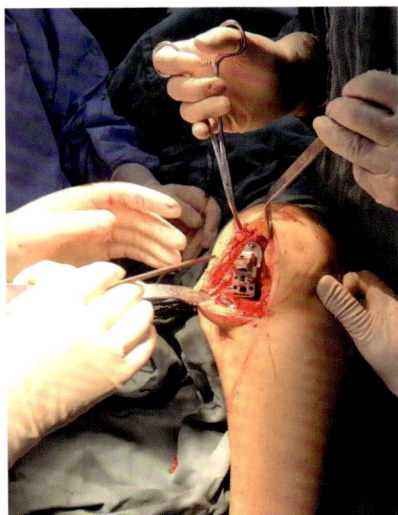

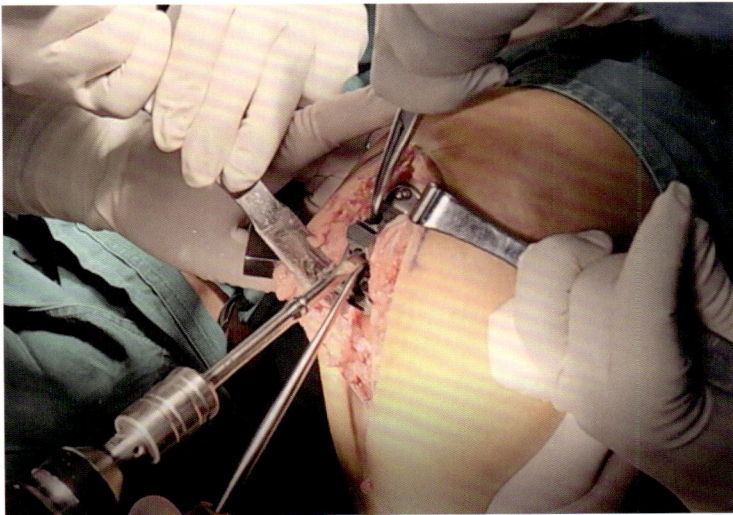

▲ 图 3-16 股骨后髁截骨

定器后缘应与后方皮质齐平，侧边的直缘靠在矢状截骨形成的表面上，大小不应超出中间或前缘（图 3-18 和视频 3-5）。

16. 试复位 屈曲膝关节放置适当大小的临时股骨试模，使用骨锤打压将其固定牢固。

放置尺寸合适的胫骨临时固定接骨板，可使用打器敲击表面使之贴附。选择先前使用的屈曲 / 伸直测试垫块厚度匹配的试模并放置。放置试模完成后伸直膝关节，检查力线及韧带松紧度（图 3-19 和视频 3-6）。

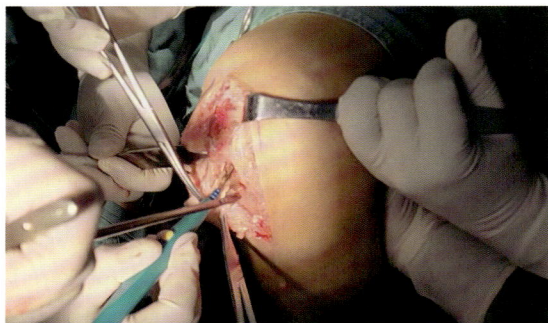

▲ 图 3-17 半月板的处理

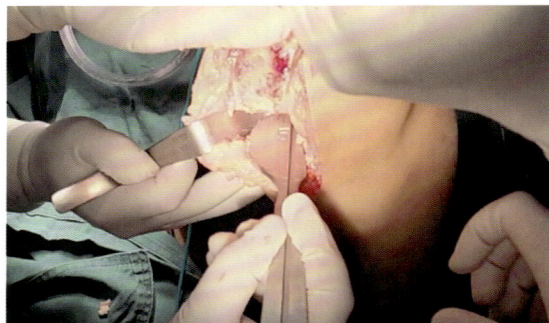

▲ 图 3-18 胫骨侧尺寸的测量

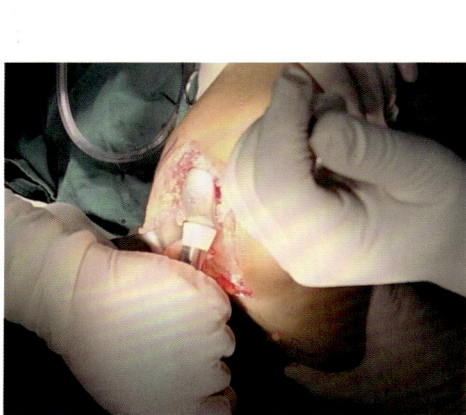

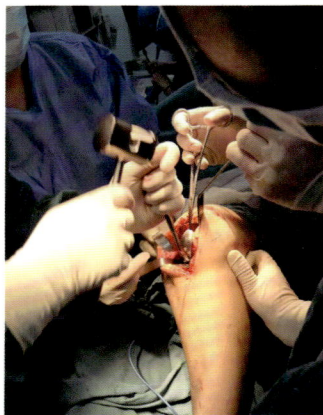

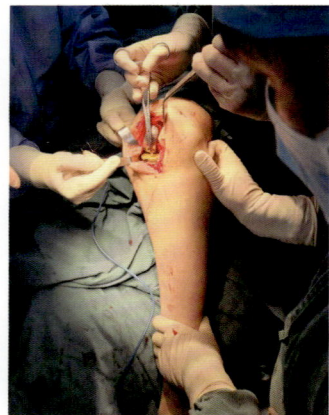

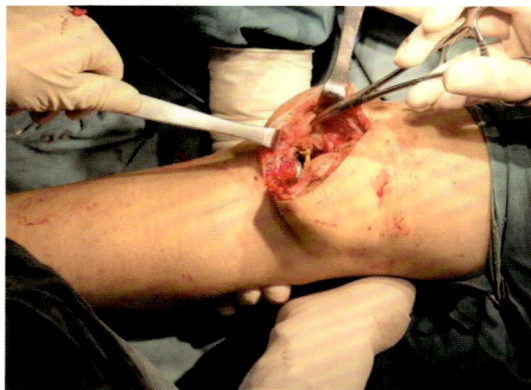

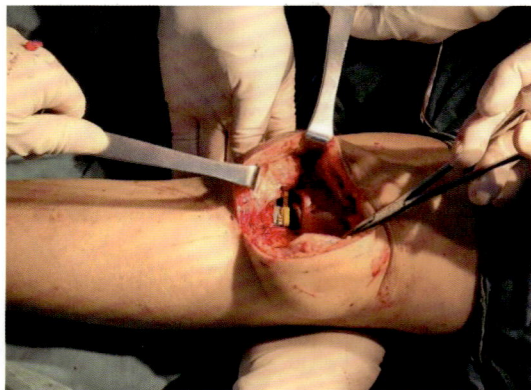

▲ 图 3-19 试复位

17.胫骨固定孔　将中间的垫片取下，暴露胫骨临时固定接骨板，在临时固定接骨板中钻 2 个固定栓孔。取下胫骨临时固定接骨板，使用骨锤及脚凳的尾端加深胫骨的 2 个固定栓孔（根据有限元分析结果显示加深固定孔使关节假体更加稳定）（图 3-20 和视频 3-7）。

18.植入假体　在股骨及胫骨硬化骨表面相距 5mm 的地方用 2mm 直径的尖锥凿出数个小孔，可提高骨水泥的渗透（图 3-21）。同时胫骨外旋可改善暴露情况。在股骨固定孔及胫骨固定孔内涂抹骨水泥。并将骨水泥涂抹至胫骨假体背面，股骨假体的后髁涂上薄薄的一层骨水泥，其余接触面涂上一层较厚的骨水泥。将胫骨假体由后向前进行压配，减少后面难以取出的多余的骨水泥。用刮匙去除多余的骨水泥，特别是内侧副韧带后方。完全屈曲膝关节，固定股骨假体，敲打至股骨假体完全贴附后清除多余的骨水泥。将聚乙烯垫片放入胫骨基座的凹槽处，用塑料垫片插入膝关节内侧间隙，将膝关节缓慢伸直，待骨水泥凝固硬化（图 3-22 和视频 3-8）。完整手术过程见视频 3-9。

三、术后康复

术后康复是固定平台单髁置换术的重要环节，主要包括以下几个方面。

（一）疼痛管理

术后给予适当的镇痛药，缓解疼痛。同时，进行理疗、按摩等辅助治疗，促进血液循环，减轻炎症反应。在疼痛管理方面，应密切观察患者的疼痛情况，及时调整镇痛药的剂量和种类。

（二）功能锻炼

在医生的指导下进行早期功能锻炼，包括膝关节屈伸运动、肌肉收缩训练等，以促进关节功能恢复。在功能锻炼方面，应遵循个性化

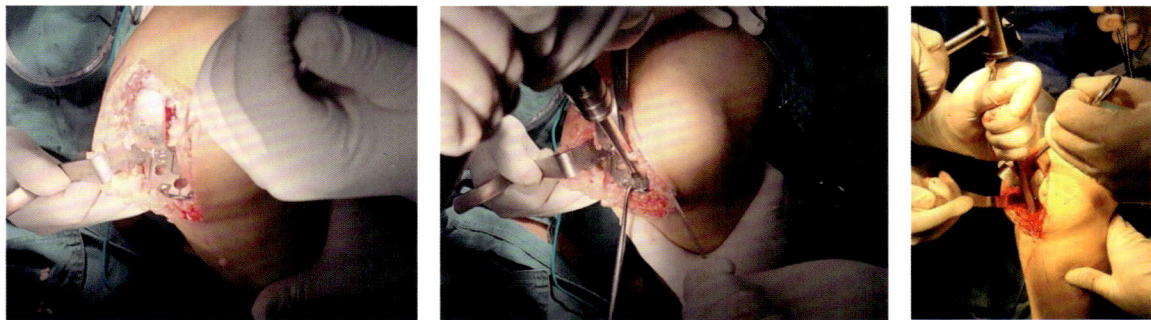

▲ 图 3-20　胫骨固定孔加深

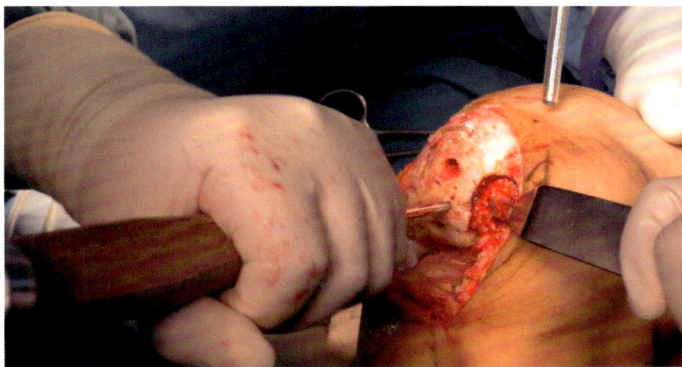

◀ 图 3-21　硬化骨表面凿孔

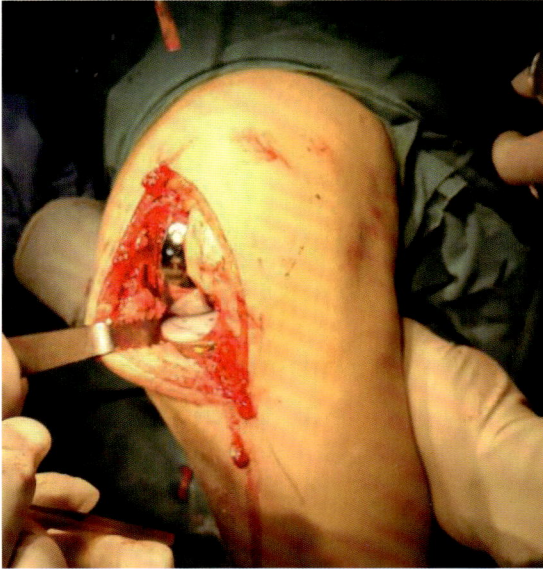

▲ 图3-22 单髁置换术操作完成

原则，根据患者的具体情况制订个性化的康复计划。

（三）康复计划

根据患者的具体情况制订个性化的康复计划，包括运动强度、时间、频率等，逐步提高患者的活动能力。在康复计划方面，应综合考虑患者的年龄、身体状况、职业等因素，制订符合患者需求的康复计划。

四、定期随访

术后定期随访，观察恢复情况，及时调整康复计划，确保手术效果最大化。在随访过程中，应关注患者的关节恢复情况、功能状况、生活质量等方面的问题，及时调整治疗方案和康复计划。

参考文献

[1] SANO M, OSHIMA Y, MURASE K, et al. Finite-Element Analysis of Stress on the Proximal Tibia After Unicompartmental Knee Arthroplasty[J]. J Nippon Med Sch, 2020 Dec 14;87(5):260-267.

[2] OLLIVIER M, ABDEL MP, PARRATTE S, et al. Lateral unicondylar knee arthroplasty (UKA): contemporary indications, surgical technique and results[J]. Int Orthop, 2014 Feb;38(2):449-55.

[3] REFSUM A M, NGUYEN UV, GJERTSEN J E, et al. Cementing technique for primary knee arthroplasty: a scoping review[J]. Acta Orthop, 2019 Dec;90(6):582-589.

[4] KAMENAGA T, HIRANAKA T, HIDA Y, et al. Morphometric analysis of medial and lateral tibia plateau and adaptability with Oxford partial knee replacement in a Japanese population[J]. J Orthop Surg (Hong Kong), 2020 Jan-Apr;28(2):2309499020919309.

[5] TYAGI V, FAROOQ M. Unicompartmental Knee Arthroplasty: Indications, Outcomes and Complications[J]. Conn Med, 2017 Feb;81(2):87-90.

第4章 外侧固定平台单髁置换术技巧

膝外翻是膝关节常见畸形之一，严重破坏了膝关节内外侧间室的负荷平衡。随着病情进展，关节外侧应力增加，导致外侧结构挛缩，髌骨向外侧半脱位，从而造成髌股轨迹不良。同时由于下肢力线改变，胫骨与股骨之间的摩擦增加，会导致软骨退变和关节间隙狭窄，引起下肢疼痛、步态异常等，严重影响患者生活质量。大多数膝外翻可引起单间室甚至多间室骨关节炎，而膝关节外侧间室骨关节炎的发生率明显低于内侧间室，仅占所有单间室骨关节炎的1/10。虽然膝外翻所占比例较小，容易被忽视，但其与内侧间室骨关节炎类似，也是一种症状性致残性疾病。对于膝外翻所致外侧间室骨关节炎，治疗方案通常包括软骨手术、半月板移植术和股骨远端截骨术，但因感染、静脉血栓栓塞、骨折、延迟愈合或不愈合，以及植入物失效等并发症的出现，治疗效果并不理想。外侧单髁置换术（lateral unicompartmental knee arthroplasty，LUKA）是治疗终末期外侧间室骨关节炎的有效方法之一，虽然部分学者认为 LUKA 临床效果不佳，但随着手术技术的提高和假体设计的创新，在严格把握适应证情况下，LUKA 的效果得到越来越广泛的关注。

一、适应证

目前学界对外侧单髁置换术的适应证没有统一的标准，但比较倾向于以下几点。

1. 骨关节炎外侧间室骨对骨 最佳显示方式是屈曲 45°Rosenberg 位像或屈膝 45° 外翻应力位像。站立前后位片常常低估了病变严重程度。

2. 内侧间室全层软骨存在 最佳显示方式是内翻应力位 X 线片。如果可能，可以术中直接观察内侧间室，但是比较困难。如果对内侧间室情况存疑，UKA 手术前应用关节镜探查有一定意义。

3. 关节内畸形可以矫正 最佳显示方式是内翻应力位 X 线，应力位 X 线上外侧间室关节间隙是正常的或更宽。

4. 没有禁忌证 如内侧间室一样，我们常常忽略活动量、软骨钙化和髌股关节等。

二、外侧单髁置换术步骤

1. 肢体的摆放 同内侧单髁置换术类似，患肢大腿安装止血带，使髋关节屈曲约 60°，轻度外展，小腿屈曲约 110°。膝关节所处位置必须能自由屈曲至少 135°（图 4-1）。

2. 切口的选择及外侧平台的显露 跨过髌骨中外 1/3 切口，起自髌骨上缘，向下延伸至胫骨结节外侧缘。沿髌骨外侧缘切开关节囊，顺髌韧带边缘向下。暴露胫骨下外侧，识别 Gerdy 结节和髂胫束附着点。该切口可以沿髌骨向上延伸，切开少许伸膝装置，切除部分髌下脂肪垫。检查前交叉韧带、外侧副韧带的完整性与稳定性（图 4-2 和视频 4-1）。

3. 游离体的处理 同内侧单髁置换术类似，对于关节内游离体较多的患者，根据术前 X 线表现，观察患肢较大游离体所处的位置，将下肢放至于伸直位，术者将食指伸入关节内，将关节周围游离体取出。

4. 髁间窝成形及骨赘的处理 同内侧单髁置换术类似，髁间窝有增生骨赘的阻挡，影响关节活动时，进行髁间窝成形术，扩大髁间窝，消除撞击及磨损现象，使交叉韧带正常舒

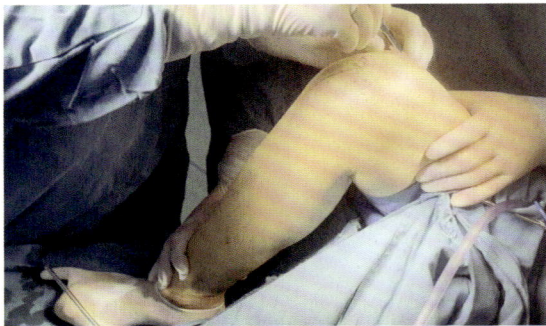

▲ 图 4-1 体位摆放

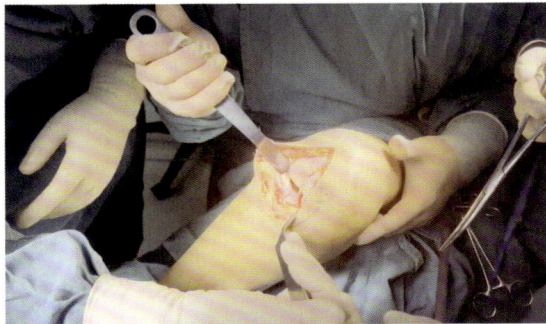

▲ 图 4-2 外侧平台的显露

缩。用 6mm 宽的窄骨刀或者咬骨钳，去除外侧副韧带、股骨外侧髁外缘及髌骨外侧缘的骨赘（视频 4-2）。

5. 胫骨导向器的放置 安装胫骨导向器至于胫骨上，力线杆与胫骨中心线相一致，需始终保持定位杆指向踝关节中心并与胫骨力学平行，该步骤亦同内侧单髁置换术类似。

6. 胫骨截骨 屈膝 110°，调整胫骨截骨上端，使其表面正对硬化骨。用窄而硬的来复锯插入髁间窝并于前交叉韧带的外侧做胫骨垂直截骨（图 4-3），锯往下切割的时候不要切割超过预定的横向截骨水平，避免增加胫骨平台假体周围骨折风险的可能。在胫骨和外侧副韧带之间用拉钩保护外侧副韧带，用宽摆锯做平台水平截骨（图 4-4 和视频 4-3）。

7. 股骨截骨 伸直膝关节，将股骨髁截骨模块放置于伸直间隙，并进行股骨髁截骨（图 4-5 和视频 4-4）。

8. 测试伸直间隙 将垫块"伸直"端插入伸直的膝关节间隙中，观察膝关节是否可以完全伸直（图 4-6）。

9. 股骨后髁截骨 膝关节屈曲 100°，放置股骨尺寸测定器 / 精致导向器，进行股骨后髁截骨，并使用孔钻于股骨后髁截骨模块钻孔（图 4-7 和视频 4-5）。

10. 半月板的处理 去除外侧半月板时，同样需要残留一圈袖套样组织，以保护外侧副韧带免受胫骨假体损伤（视频 4-6）。

11. 胫骨侧尺寸的测量 插入胫骨尺寸测定器，测定器后缘应与后方皮质齐平，侧边的直缘靠在矢状截骨形成的表面上，大小不应超出中间或前缘（图 4-8 和视频 4-7）。

12. 试复位 屈曲膝关节放置适当大小的临时股骨试模，使用骨锤打压将其固定牢固。放置尺寸合适的胫骨临时固定接骨板，可使用打器敲击表面使之贴附。选择先前使用的屈曲/伸直测试垫块厚度匹配的试模并放置。放置试模完成后伸直膝关节，检查力线及韧带松紧度

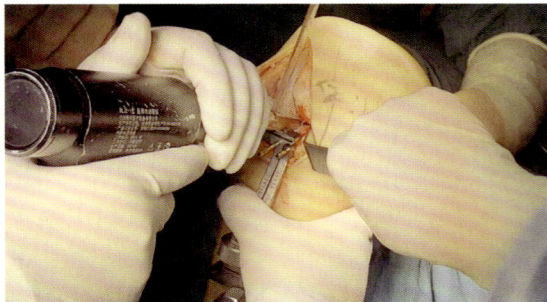

▲ 图 4-3 来复锯垂直截骨

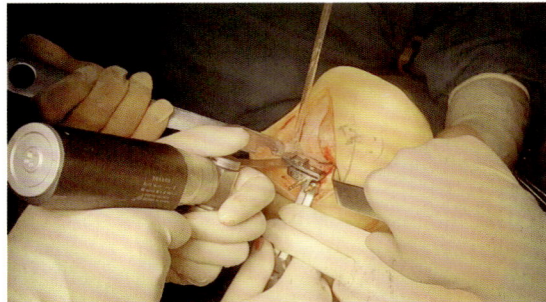

▲ 图 4-4 宽摆锯水平截骨

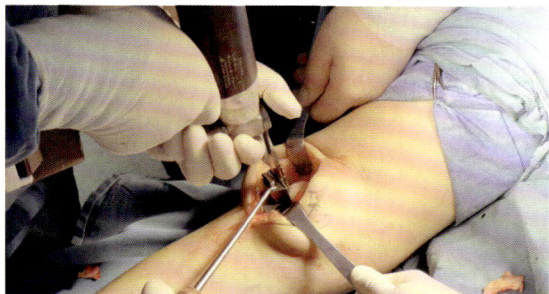

▲ 图 4-5　股骨近端截骨

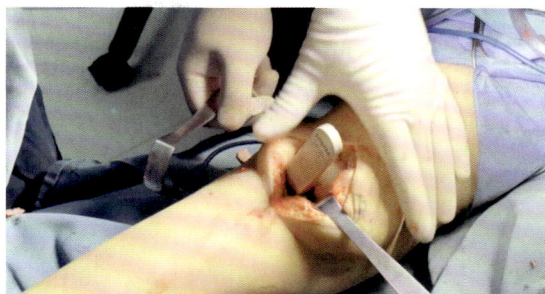

▲ 图 4-6　测试伸直间隙

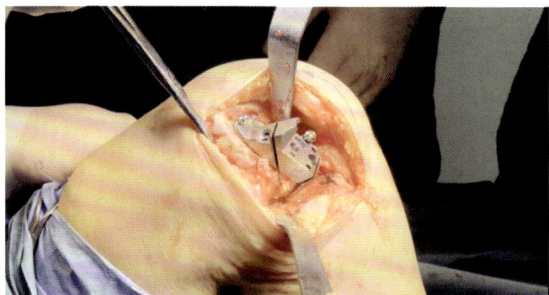

▲ 图 4-7　股骨后髁截骨

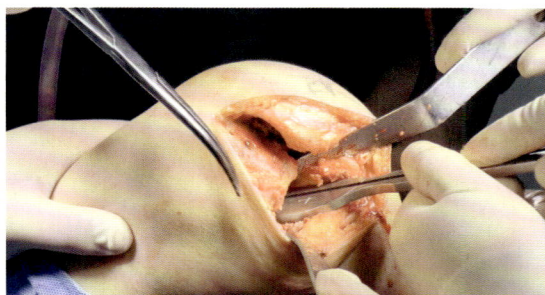

▲ 图 4-8　胫骨侧尺寸的测量

（图 4-9 和视频 4-8）。

13. **胫骨固定孔**　将中间的垫片取下，暴露胫骨临时固定接骨板，在临时固定接骨板中钻 2 个固定栓孔。取下胫骨临时固定接骨板，使用骨锤及脚凳的尾端加深胫骨的 2 个固定栓孔（图 4-10 和视频 4-9）。

14. **植入假体**　在股骨及胫骨硬化骨表面相距 5mm 的地方用 2mm 直径的尖锥凿出数个小孔（图 4-11 和视频 4-10），在股骨固定孔及胫骨固定孔内涂抹骨水泥，并将骨水泥涂抹至胫骨假体背面，股骨假体的后髁涂上薄薄的一层骨水泥，其余接触面涂上一层较厚的骨水

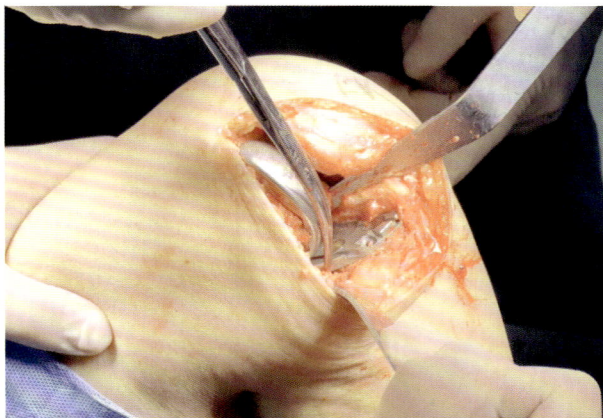

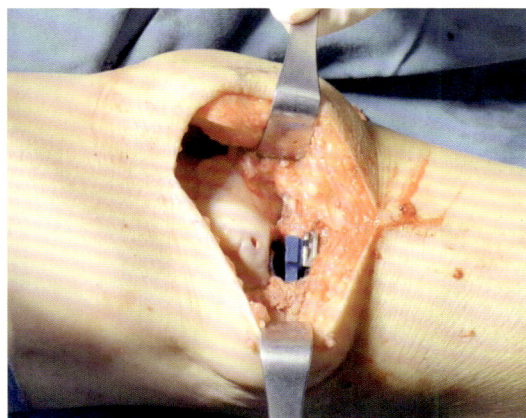

▲ 图 4-9　试复位

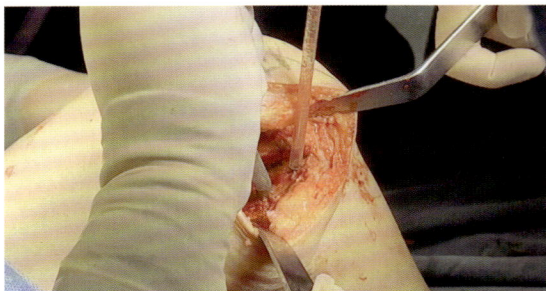

▲ 图 4-10 胫骨固定孔加深

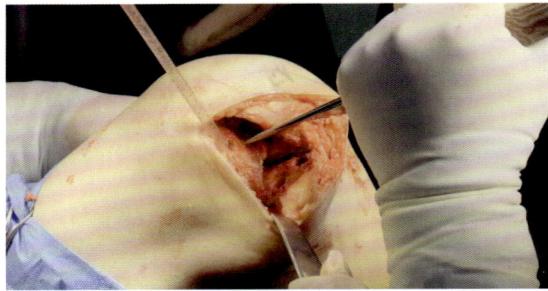

▲ 图 4-11 硬化骨表面凿孔

泥。将胫骨假体由后向前进行压配，减少后面难以取出的多余的骨水泥。用刮匙去除多余的骨水泥，特别是外侧副韧带后方。完全屈曲膝关节，固定股骨假体，敲打至股骨假体完全贴附后清除多余的骨水泥。将聚乙烯垫片放入胫骨基座的凹槽处，用塑料垫片插入膝关节内侧间隙，将膝关节缓慢伸直，待骨水泥凝固硬化（图 4-12）。手术完整过程见视频 4-11。

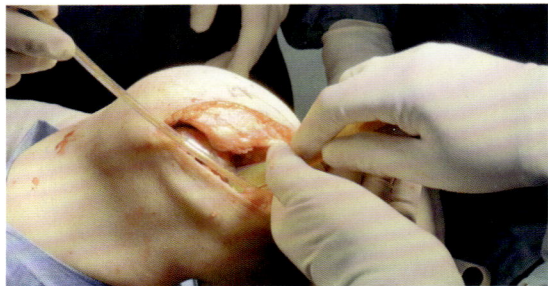

▲ 图 4-12 外侧单髁置换术操作完成

参考文献

[1] WANG D, WILLINGER L, ATHWAL KK, et al. Knee Joint Line Obliquity Causes Tibiofemoral Subluxation That Alters Contact Areas and Meniscal Loading[J]. Am J Sports Med, 2021 Jul;49(9):2351-2360.

[2] STODDART JC, DANDRIDGE O, GARNER A, et al. The compartmental distribution of knee osteoarthritis-a systematic review and meta-analysis[J]. Osteoarthritis Cartilage, 2021 Apr;29(4):445-455.

[3] CVETANOVICH GL, CHRISTIAN DR, GARCIA GH,et al. Return to Sport and Patient Satisfaction After Meniscal Allograft Transplantation[J]. Arthroscopy, 2020 Sep;36(9):2456-2463.

[4] RAMKUMAR PN, KARNUTA JM, HAEBERLE HS, et al. Effect of Preoperative Imaging and Patient Factors on Clinically Meaningful Outcomes and Quality of Life After Osteochondral Allograft Transplantation: A Machine Learning Analysis of Cartilage Defects of the Knee[J]. Am J Sports Med, 2021 Jul;49(8):2177-2186.

[5] SMITH E, LEE D, MASONIS J, MELVIN JS. Lateral Unicompartmental Knee Arthroplasty[J]. JBJS Rev, 2020 Mar;8(3):e0044.

第5章 高原地区单髁置换术围术期管理

膝关节单髁置换术（unicompartmental knee arthroplasty，UKA）适用于膝关节单个间室的局限性退行性疾病，手术仅置换病变部位，可分为内侧间室、外侧间室和髌股关节置换术，其中以内侧间室置换术最为常见。目前，在美国每年有45 000例膝关节单髁置换术和60万例初次全膝关节置换术（total knee arthroplastie，TKA）。并且TKA以每年9.4%的速度增长，UKA则以每年32.5%的速度增长。

UKA的优点包括可以减少出血，加快恢复，缩短住院时间，增加关节活动度，提高术后的活动水平，能更早地重返工作。UKA还能降低感染率及围术期并发症的发生率。

与TKA相比，UKA的主要缺点是术后15年的长期生存率比TKA要低。然而，最近越来越多的研究表明，某些UKA患者有很好的长期生存率。随着假体设计的改进和谨慎选择患者，UKA的整体疗效得到一定提高。目前，据经验丰富的外科医生报道，UKA的10年生存率超过95%，已经接近TKA的水平。而UKA的优点是膝关节的运动较TKA术后更加自然，术后更快的恢复，术后更低的并发症发病率及死亡率。故而选择UKA就对于围术期的管理提出相应的要求。

近年来在青海地区，我们做了相当数量的膝关节单髁置换术，对于高原地区此类手术围术期管理颇有心得，在此总结，并与同行共同探讨。

围术期是指从决定手术治疗起，到与手术有关的治疗基本结束为止的一段时间。近年来，围术期管理在外科各专业领域中越来越受到重视。为减轻患者围术期创伤和应激反应，优化围术期管理模式，提高UKA的疗效并促进其标准化、规范化，中国研究型医院学会关节外科学专业委员会膝关节部分置换研究学组在2020年制订推出《膝关节单髁置换术围术期管理专家共识》。

一、患者选择

本共识内容主要侧重于膝关节内侧UKA。内侧UKA经典适应证是骨对骨磨损的膝关节前内侧骨关节炎。具体说来，骨对骨磨损的膝关节前内侧骨关节炎的主要病理解剖特征表现为：内侧间室的负重关节面软骨磨损，但是股骨后髁和胫骨平台后部的软骨保留完整；外侧间室软骨保留全层厚度。前交叉韧带（anterior cruciate ligament，ACL）功能正常。内侧副韧带（medial collateral ligament，MCL）功能正常，保持正常长度。

通过症状、体征、影像学检查可评估前内侧骨关节炎：①症状，疼痛主要位于膝关节内侧，可能伴有后方或者是外侧疼痛，站立和行走时明显，坐位和卧位时疼痛减轻或消失。多数的情况下，患者能够用单个手指指出疼痛位于膝关节内侧关节间隙，即"单指试验"阳性；②体征，膝关节内侧关节间隙压痛，内翻畸形≤15°且在被动应力下可矫正，固定屈曲畸形≤15°，关节活动度≥90°；③影像学，a. 负重前后位X线片显示内侧间室关节间隙变窄或消失。若是内侧间室关节间隙变窄不明显，可增加屈膝 45° 负重位或内翻应力位 X 线检查证实，必要时进行 MRI 检查。b. 标准侧位 X 线片显示磨损位于胫骨平台前中部。若胫骨磨损达到胫骨平台内后方，提示 ACL 功能不全，是 UKA 的禁忌证。c. 髌骨切线位 X 线片显示髌股关节退变不是手术禁忌证，但是髌股关节外侧严重磨损呈沟槽样改变、半脱位是手术禁忌证。d. 外翻应力位 X 线检查可以用来确定外侧间室关节软骨厚度是否正常，并且可以评估内翻畸形可否矫正。e. 标准下肢全长 X 线检查可以帮助判断下肢力线及畸形来源，关节外畸形引起的内翻或整体下肢力线内翻＞15° 是手术禁忌证。但是就目前来说，UKA 的"金标准"具体仍存在争议。

年龄不是 UKA 的禁忌证，然而一些关键的结果参数，如术后恢复时间、远期假体翻修率、术后并发症、术后死亡率和功能恢复程度等必须在手术前与患者沟通、告知。并且由于 UKA 的良好效果，这导致 UKA 手术相对于年轻患者的应用有所增加。

对于老年患者来讲功能要求低，且老年人预期寿命有限，UKA 极大可能超过老年人的预期寿命，所以，UKA 更适合老年人，特别是高龄患者。

二、患者教育

术前教育是患者知情同意内容的一部分，患者教育实施的主体可以是临床医生、护士、麻醉医生及康复治疗师。除了对患者的教育，还应当重视对患者家属及陪护人员的教育。可以根据患者的认知水平、心理状态、文化程度等因素采取口头、书面、实例、多媒体、新媒体等多种形式进行宣教。多模式、个体化患者教育可以缩短住院时间，减少手术并发症及相关医疗费用，同时缓解患者的术前焦虑，增强患者信心，并提高患者满意度。推荐术前向患者及其家属介绍手术、麻醉方案和围术期康复措施，术前还可以指导患者康复锻炼，特别是主动膝关节功能锻炼，增强肌力、关节活动度，兼顾认知 - 行为能力锻炼。

三、麻醉方式的选择

目前 UKA 常用的麻醉方式有硬膜外阻滞、蛛网膜下腔阻滞和全身麻醉等，从文献报道和临床实践结果来看，上述麻醉方式单一或联合应用均安全有效。Lu 等报道 UKA 采用椎管内麻醉较全身麻醉可以获得更好的麻醉效果，减少不良事件发生率，减少深静脉血栓（deep venous thrombosis，DVT）发生率和浅表手术部位感染率，缩短手术时间，提高早期出院的可能性。多种麻醉方式联合应用可增加患者的舒适性，减少术中或术后并发症，用于术后镇痛可克服单一麻醉方式给术后康复锻炼带来的不便，如全身麻醉联合收肌管阻滞或股神经阻滞麻醉，使患者术中更为舒适，提高术后的镇痛效果，减少中枢性镇痛药的用量和并发症。Karkhur 等研究认为，收肌管阻滞联合后关节囊单次阻滞麻醉可以有效减少阿片类药物用量，是膝关节置换术的有效镇痛方案。Henshaw 等报道收肌管阻滞与腰丛阻滞在 UKA 术后镇痛效果相当，且不影响术后股四头肌的肌力。Berninger 等研究发现，手术部位的切口浸润麻醉对术后快速康复有积极作用，局部麻醉药的长时镇痛效应在一定程度上有助于减少阿片类药物的用量，从而大幅降低术后恶心呕吐、尿潴留等并发症的发生率，促进胃肠功能尽快恢复，缩短住院时间。麻醉药物方面，Evans 等比较了 207 例使用甲哌卡因或罗哌卡因进行脊椎麻醉的日间膝关节置换术患者，发现尽管罗哌卡因组手术时间更长，但两组患者的出院时间并无差异。本共识推荐采用硬膜外阻滞麻醉或全身麻醉联合收肌管阻滞麻醉，术中给予后关节囊及关节周围局部浸润麻醉。

四、血液管理

（一）失血评估

UKA 手术创伤小，出血少。Migliorini 等进行的 Meta 分析研究结果显示，UKA 术后失血量明显低于 TKA。Pongcharoen 和 Ruetiwarangkoon

报道 UKA 显性失血量约为 130ml。Sephton 等报道 UKA 平均总失血量为 600ml（400～830ml），术前平均血红蛋白水平为（135±14）g/L，术后平均血红蛋白水平为（122±13）g/L，术后无一例患者血红蛋白水平低于 80g/L（93～154g/L），均不需要输血。Jeer 等发现接受单侧微创 UKA 治疗的患者较接受常规切口 UKA 治疗的患者失血量更少，症状性贫血发生概率很低，无需输血。

然而，对于高龄患者，积极控制出血，减少失血，有利于减少手术并发症，促进患者快速康复。对于术前贫血的患者，需要仔细进行评估。术前贫血常见原因，包括营养不良、慢性失血性疾病、肿瘤、自身免疫性疾病、慢性感染或创伤等。贫血治疗，包括术前积极处理原发病、消除病因、加强营养、围术期联合应用铁剂及促红细胞生成素等，以提高血红蛋白水平。但 Schwab 等在回顾性研究中发现，UKA 显性失血量及隐性失血量均明显低于 TKA，术前即使存在轻中度贫血（8.0～12.9g/dl），UKA 术后也不需要输血。

（二）控制术中出血

1. 氨甲环酸应用　氨甲环酸是一种抗纤溶药，其与纤溶酶原的赖氨酸结合位点具有高亲和性，封闭该位点可使纤溶酶原失去与纤维蛋白结合的能力，降低纤溶活性而发挥止血作用。近年来，UKA 围术期应用氨甲环酸可明显减少失血量，降低输血率。使用方式有静脉滴注、关节腔注射或联合应用等。联合应用比单纯静脉滴注或关节腔注射能更有效地减少出血。但黄景星等认为，在 UKA 术中，关节腔注射组相比联合应用组在减少相同失血量的情况下，下肢 DVT 发生风险更低，更加安全。

2. 止血带应用　关于 UKA 止血带的相关研究不多。使用止血带可以缩短手术时间，减少术中出血，使手术视野清楚，便于骨水泥黏合和假体安装。反对使用止血带的学者认为，应用止血带并不能减少总出血量，反而增加术后局部并发症，如术后高凝状态、增加

DVT 形成风险。近年来，有学者通过减少止血带使用时间和压力，也获得不错的结果。周晓强等对照研究不同止血带使用方式的效果，结果发现从涂抹骨水泥安装假体至关闭切口辅料包扎时间段使用止血带组优于全程使用和不使用止血带，其可以有效减少术中出血，缩短手术时间，且不影响患者早期康复，不增加并发症的发生。Fan 等发现，术中短期使用止血带在不影响手术时间或失血和术后恢复的情况下有助于减少肢体疼痛。Joufflineau 等报道使用低压力的止血带可以减少膝关节置换术患者的总体失血量。若是使用止血带，建议选择宽袖带，止血带压力应高于患者收缩压 100mmHg（1mmHg=0.133kPa），使用时间应＜90min。使用止血带与否取决于患者情况和临床医生自身的习惯，但是对于合并下肢动脉粥样硬化，尤其是狭窄、闭塞的患者，建议不使用止血带或缩短止血带使用时间。

（三）术后血液管理

术后血液管理的措施，包括肢体手术切口部位采用弹力绷带适度加压包扎、冰敷、抬高患肢等。若是放置引流管，注意观察伤口引流量，监测血红蛋白水平和红细胞压积的变化趋势。而 Sephton 等认为 UKA 失血很少，并不需要术后常规监测血红蛋白水平变化。应根据患者情况而定，如果高龄患者术后存在心悸、疲乏无力、呼吸急促，或术前患者有冠心病、肺心病等病史，仍建议监测。

（四）引流管留置

引流管的目的在于将术后关节腔内积血引出，减少关节肿胀，防止术后炎性渗出。但是，UKA 创伤小，通过控制术中出血、序贯使用氨甲环酸、使用骨蜡封闭假体未覆盖截骨面及定位骨孔等措施，降低了放置引流管的必要性。UKA 相关引流的文献较少，大部分文献均支持不放置引流管。Manta 等报道 134 例接受 TKA/UKA 的患者放置/不放置引流管并进行比较，结果显示，两组患者术后第 1、2、3 天血红蛋白水平差异均无统计学意义，膝关节肿胀或输血情况差异也无统计学意义，因此认

为在 TKA/UKA 术后常规放置引流管并没有实质益处。Zhang 等研究发现，UKA 不放置引流管可以减少医疗费用及失血量，与引流组相比在伤口感染、DVT 发生率、术后美国特种外科医院（Hospital for Special Surgery，HSS）评分、视觉模拟评分法（visual analogue score，VAS）、关节活动度（range of motion，ROM）等方面差异均无统计学意义。当然，如果术中出血多，或者患者术后出血风险高，可以放置引流管，但建议留置时间不超过 24h。

五、围术期镇痛

控制 UKA 术后疼痛对于提高患者满意度、减少并发症和术后早期康复至关重要。目前 UKA 围术期镇痛多采用多模式镇痛，联合作用机制不同的镇痛方法和药物，使得作用协同或相加，镇痛与镇静相互协同，利于患者快速康复。

（一）口服给药

口服给药以术前镇痛和术后服药为主。前者即术前服药，为术前 3 天至 1 周，服用药物为环氧合酶 2（cyclooxygenase-2，COX-2）抑制药。术前镇痛的目的在于治疗术前疼痛，同时提高疼痛阈值，达到预防性镇痛的作用。术前使用 COX-2 抑制药能明显减少关节置换术阿片类药物用量，减轻疼痛和呕吐，改善膝关节 ROM。术后服药需要注意的是：根据药物的半衰期及作用时间按时给药，保证药物治疗浓度的时间衔接覆盖，而不是按需给药。这样才能确保药物在体内保持一个相对稳定的治疗浓度，达到最佳治疗效果。

（二）静脉给药

主要通过外周静脉输注镇痛药物。常用药物为非甾体抗炎药，如氟比洛芬酯注射液、帕瑞昔布钠注射液等。无论是口服还是静脉给药，都要注意其不良反应，尤其是高龄患者。关节置换术患者常长期使用非甾体抗炎药，在围术期应激状态下，更容易出现不良反应。最常见的不良反应是消化道损伤，尤其是既往有胃十二指肠溃疡病史患者，可使溃疡复发或诱

发溃疡出血。另外，与其他抗凝药合用时会增加出血风险。因此，建议必要时加用保护胃黏膜药物。对于肾功能受损的患者，还要注意适当调整剂量。

（三）关节局部给药

关节局部给药主要指术中关节腔鸡尾酒注射。注射药物选择，包括盐酸罗哌卡因、吗啡、复方倍他米松、肾上腺素、酮咯酸等，可以根据具体情况适当加减。注射部位包括膝关节囊、滑膜、鹅足、骨膜、侧副韧带及周围肌腱组织。Essving 等报道 UKA 术中使用"鸡尾酒"局部浸润注射，能在术后早期达到较好的疼痛控制，有效减少术后吗啡用量，缩短住院时间，使患者术后早期获得较大的 ROM。Barrington 等报道与传统的"鸡尾酒"式镇痛药物相比，加用布比卡因脂质体的"鸡尾酒"式镇痛药物在术后 1～3 天镇痛效果明显。

（四）硬膜外神经阻滞

通过术中硬膜外留置导管持续滴入镇痛药物镇痛是一种非常有效的术后镇痛方法。患者亦可自控镇痛。其特点是镇痛效果完全，无嗜睡、恶心、呕吐等全身性吗啡类药物的不良反应。但仍有全脊髓麻醉或异常广泛阻滞、硬膜外血肿、尿潴留、导管断裂、硬膜外感染、下肢无力、体位性低血压等不良反应，尤其会影响对术后下肢神经状况的判断，也不利于早期康复锻炼，目前应用不多。

（五）外周神经阻滞麻醉

由于外周神经阻滞麻醉对疼痛部位的选择性高，镇痛作用可靠，不良反应少，且不受手术后抗凝药物的影响，其应用越来越广泛。因股神经阻滞麻醉会影响股四头肌肌力，目前 UKA 多应用收肌管阻滞麻醉。收肌管阻滞范围以隐神经为主，隐神经自内收肌管出口向远端走行后支配髌前和膝关节内侧皮肤感觉，因此收肌管阻滞麻醉能有效针对 UKA 膝关节内侧切口镇痛。另外，隐神经无分支支配重大肌肉，所以收肌管阻滞麻醉不会对膝关节肌力造成影响，可以有效避免伸膝无力及摔倒风险，

有利于患者早期活动和功能锻炼。Henshaw 等报道超声引导下收肌管隐神经阻滞与腰丛阻滞麻醉在 UKA 术后镇痛方面效果相近，但收肌管隐神经阻滞麻醉对股四头肌肌力的影响较少。但对于外侧间室 UKA 及髌股关节置换，单纯收肌管阻滞通常不足以满足手术需求，常需采用股神经阻滞。

（六）冰敷

术后冰敷可使血管收缩，血管壁的通透性降低，炎性渗出减少，抑制细胞的活动，降低神经末梢的敏感性，从而减轻疼痛。冰敷可以使用冷疗装置，也可以使用冰袋间断冰敷，两者在镇痛效果、膝关节功能、并发症发生率和住院时间上均无优劣之分。Holmstrom 和 Hardin 报道 UKA 术后采用冰敷可以明显减轻术后疼痛，明显减少吗啡用量。

六、静脉血栓栓塞症的预防

静脉血栓栓塞症是 TKA 术后的常见并发症，但是 UKA 创伤小，患者发生静脉血栓栓塞症的风险相对较低。Wilson 等报道 33 232 例 UKA 患者的术后症状性 DVT 的发生率为 0.36%。Petersen 等对丹麦 8 个中心的 3297 例 UKA 患者进行回顾，术后 90 天静脉血栓栓塞症发生率仅为 0.41%，且无致命性肺栓塞发生。Willis-Owen 等前瞻性收集了 3449 例膝关节置换术患者的数据，UKA 患者静脉血栓栓塞症的发病率显著低于 TKA（0.3% vs. 2.2%），并指出，用于 TKA 的静脉血栓栓塞症预防指南并不一定适用于 UKA。Koh 等对 70 例患者共 77 例次 UKA 在术前、术后 1 周和 6 个月进行血栓评估和 CT 检查，所有患者均未接受静脉血栓栓塞症预防，结果发现，尽管术后 26% 的患者有新出现的静脉血栓栓塞症，但均无症状，且术后 6 个月静脉血栓栓塞症均自动消退，因此提出 UKA 患者无需常规进行静脉血栓栓塞症预防。然而，目前尚无关于 UKA 血栓预防的高质量证据，需要进一步大宗研究以确定最适合 UKA 的静脉血栓栓塞症预防策略。静脉血栓栓塞症严重时可造成致命的临床结局，因

此目前仍建议根据《中国骨科大手术静脉血栓栓塞症预防指南》原则进行预防，应用 Caprini 血栓风险因素评分表评估血栓危险度。根据静脉血栓栓塞症危险度评分选择预防措施，包括基本预防、物理预防和药物预防。对高风险患者适当权衡患者的血栓风险和出血风险利弊，合理选择抗凝药物。

目前许多学者采用阿司匹林预防静脉血栓栓塞症。阿司匹林价格低廉且耐受性良好，不易导致血肿形成和增加伤口引流量。在临床工作中，很多专家常规给予 100mg 阿司匹林肠溶片（早晚各一次）来预防下肢静脉血栓的形成。临床研究表明，与安慰剂相比，阿司匹林可以显著降低静脉血栓栓塞症的发生率，并被纳入美国骨科医师协会（American Academy of Orthopaedic Surgeons，AAOS）指南和美国胸内科医师学会（American College of Chest Physicians，ACCP）指南。

七、UKA 术后感染预防

假体周围感染（prosthetic joint infection，PJI）是关节置换术最严重的并发症。UKA 由于创伤小，感染发生率相对低。Lee 等报道 UKA 术后 90 天和 1 年 PJI 发生率分别为 0.27% 和 0.53%，显著低于 TKA。Tay 等报道感染是 UKA 术后早期（<6 个月）失败的主要原因，占术后早期失败病例的 40%。

关节置换术后感染最常见的症状就是术后疼痛。如经过一段时间的无症状期后突然出现疼痛，或休息与主动活动时疼痛均存在，应考虑感染的可能。实验室检查可以帮助鉴别。美国单间室研究与继续教育学会在 2012 年发表文章阐述 UKA 术后 PJI 的诊断，认为 UKA 术后 PJI 诊断界值是：红细胞沉降率>21mm/h、C 反应蛋白>14mg/L、关节液白细胞计数>6200/μl、关节液多形核细胞百分比>60%。其中关节液白细胞计数较 TKA 偏高，这可能与未置换间室的反应变化有关。但是，Cohen-Levy 等对 109 例由 UKA 翻修为 TKA 的患者进行回顾，发现 UKA 术后 PJI 的血清和关节液

指标诊断阈值与 2018 年费城共识的标准更为接近，其中，多形核细胞计数及百分率、血清 C 反应蛋白水平和红细胞沉降率对 PJI 诊断均有良好的应用价值。

PJI 重在预防，术前恰当的评估、术中严格无菌操作、术后有效抗生素的合理应用是预防感染的有效方法。术前预防应用抗生素对于减少关节置换术后切口感染十分有效，因此，包括 UKA 在内的几乎所有关节置换术均推荐术前应用抗生素。第一、二代头孢菌素抗菌谱包括了几乎全部的 PJI 常见细菌，因此对于大多数患者，术前预防性应用第一、二代头孢菌素即可。但对于可能耐甲氧西林金黄色葡萄球菌和对头孢菌素过敏者应使用万古霉素。预防性使用抗生素的给药途径通常选择静脉滴注，静脉滴注应在皮肤切开前 0.5～1.0h 或麻醉开始时给药，在滴注完毕后开始手术。抗生素的有效覆盖时间应包括整个手术过程。万古霉素一般在皮肤切开前 2h 应用，因为万古霉素对输液速度有要求，输注过快会导致不良反应的发生。一般来说无需联合用药，总体预防用药时间不超过 24h，个别情况下可延长至 48h。

八、老年患者 UKA 术后谵妄

谵妄是老年患者围术期的常见并发症，其发病率为 3%～51%，主要表现为患者神志不清，认知功能明显下降，注意力难以集中，情绪多变及睡眠周期紊乱，具有可逆性、波动性等特点，会影响患者术后恢复，延长住院时间和增加治疗费用，甚至与患者术后 1 年内死亡相关。因此，对老年患者谵妄进行合理评估，并找出预测其发生的指标，对加速患者术后恢复、降低死亡风险和改善患者生活质量具有重要意义。老年患者围术期谵妄的发生率较高，其相关风险因素包括：年龄、C 反应蛋白、CAR、血小板、D- 二聚体、血红蛋白、白蛋白、前白蛋白及术前合并肺部感染。其中 CAR 和血红蛋白可以作为预测谵妄发生的危险因素。因此，对于术前 CAR＞2.06 的老年患者，

应给予充分重视，积极予以抗炎和营养支持治疗，关注血红蛋白、血小板和凝血状态，及时给予干预措施以最大限度地降低围术期谵妄的发生风险。

九、康复训练

（一）功能锻炼

UKA 手术创伤小、术后恢复快，很多报道甚至开展为当日手术，说明 UKA 在术后康复上不仅恢复快，而且可预测性更好。因此，UKA 围术期康复功能锻炼没有 TKA 严格。有研究表明，UKA 术后不需要严格正规的锻炼就可以恢复膝关节活动。也有大量的研究表明，术前积极功能锻炼有利于关节功能的早期恢复，可增加肌肉力量，减轻术后疼痛，缩短术后恢复时间及住院时间，减少费用。术后适当的功能锻炼可以减少相关并发症，但要注意适度，术后早期过度锻炼将加重膝关节疼痛和肿胀而带来相反的结果。总之，规范的康复期功能锻炼才可以让患者早日获得较高的满意度。Witjes 等认为，康复期功能锻炼膝关节 ROM 必须完整，肌肉强化必须足够，并且必须通过本体感觉恢复平衡。Huang 等认为，采用抗重力跑步训练可以改善 UKA 术后步态而有益早期康复。近年来，新的康复理念不仅强调关节的活动度和肌力，还强调本体感觉和敏捷性的整体训练，通过规范的康复功能锻炼缩短康复进程，提高运动功能的恢复水平，以获得更好的 UKA 术后患者满意度。

（二）出院后管理

关节置换术患者应长期随诊复查，目前临床实践中要求患者在术后 6 周、3 个月、6 个月、1 年于门诊进行复查，1 年后可以每 1～2 年复查一次。对于 UKA 短期疗效的评估时间，Inui 等对 72 例 UKA 的 VAS 和 ROM 进行随访研究，建议于术后 2 年进行评估。

随着通信技术的进步，复查的方式可以多样，使用"移动医疗"模式对关节置换术后的随访更为便捷，可以节省时间，减少花费和去医院的次数。Ramkumar 等和 Kwasnicki 等使

用佩戴式信息监测装置对关节置换术患者进行术后随访，在数据收集的便利性和准确性方面均获得了满意的效果。Kesterke 等研究发现，电子问卷较纸质问卷节省时间和物流及门诊工作量。

出院后进行功能锻炼以促进加速康复。Witjes 等认为徒步旅行、骑自行车和游泳是 UKA 术后最常见的运动方式。Barker 等研究比较 UKA 与 TKA 患者术后回归日常活动情况，接受膝关节置换术患者术后最想进行的活动，包括步行 1km、爬楼梯、做家务、开车、园艺活动、完成跪姿等，UKA 患者恢复以上活动的时间比 TKA 患者快 8%～33%。同时，因为能够更快地达到预期，术后 12 个月 UKA 患者满意度高于 TKA 患者。

十、UKA 功能评价

目前尚无专门针对 UKA 的随访量表，但可参照 TKA 的量表进行随访以评估膝关节功能和患者满意度。可以使用美国膝关节协会评分（Knee Society score，KSS）、HSS 评分、西安大略和麦克马斯特大学关节炎指数（Western Ontario and McMaster Universities Arthritis Index，WOMAC）评分、牛津大学膝关节评分（Oxford knee score，OKS）等随访评价术后疗效。Theodoulou 等对膝关节置换术评分系统的文献进行系统回顾，共纳入 438 篇文献 86 个评分系统，发现 KSS 评分的使用率最高（58.7%），而 WOMAC 评分的使用率随着期刊影响因子的升高而升高，但并未发现两者有统计学关联。对于术后早期功能恢复的评估，目前已开

发了两项新评分——牛津关节置换术早期恢复评分（Oxford arthroplasty early recovery score，OARS）和牛津关节置换术早期变化评分（Oxford arthroplasty early change score，OACS）用于评估下肢关节置换术术后早期功能恢复情况，并进行了验证。OARS 评分由患者报道的 14 项结局指标构成，用于衡量下肢关节置换术术后数周内患者的健康状况，包括以下四个方面：疼痛、疲劳 / 睡眠、恶心 / 感觉不适和功能 / 活动性改善。OACS 评分包括 14 项测量指标的评估，用于判断患者术后前 6 周的早期功能变化情况。Strickland 等分析 37 例 UKA 和 33 例 TKA 患者，并对两个队列术后第 1、2、3、7、14 天和第 6 周 OARS 评分和 OACS 评分进行评估和分析，结果证明 OARS 评分是评估膝关节置换术患者术后早期功能恢复情况的有效工具，有助于比较术后早期干预措施对患者功能的改善情况。关节遗忘评分（forgotten joint score，FJS）常被用来评价 UKA 术后患者对人工关节的意识程度。很多研究比较了 UKA 患者与 TKA 患者的 FJS，结果认为 UKA 术后能得到更好的膝关节本体感觉和更高的患者满意度。

总之，围术期管理与手术效果息息相关。《膝关节单髁置换术围手术期管理专家共识》的推出在一定程度上促进了 UKA 围术期管理的规范化，对 UKA 相关的临床管理具有一定的指导意义。当然，UKA 围术期仍有许多问题存在争议，相信未来在循证医学的指导下积极开展多中心临床研究，将有助于现有共识的进一步完善。

参考文献

[1] WONG K, MOHAN R, YI PH, et al. Evaluating patient education material regarding unicompartmental knee arthroplasty[J]. Knee, 2016 Jan;23(1):157-161.

[2] BERNINGER MT, FRIEDERICHS J, LEIDINGER W, et al. Effect of local infiltration analgesia, peripheral nerve blocks, general and spinal anesthesia on early

functional recovery and pain control in unicompartmental knee arthroplasty[J]. BMC Musculoskelet Disord, 2018 Jul 24;19(1):249.

[3] EVANS DC, XU RF, VARADY NH, et al. Optimizing Spinal Anesthesia in Same-Day Discharge Knee Arthroplasty Patients: Mepivacaine Versus Ropivacaine[J].

J Arthroplasty, 2022 Dec;37(12):2353-2357.

[4] MANTA N, MANGIAVINI L, BALBINO C, et al. The role of suction drainage in the management of perioperative bleeding in Total and Unicomcompartmental knee arthroplasty: a retrospective comparative study[J]. BMC Musculoskelet Disord, 2021 Dec 10;22(1): 1031.

[5] COHEN-LEVY WB, SALIMY MS, LANS J, et al. The Performance of Diagnostic Tests for Identifying Periprosthetic Joint Infection After Failed Partial Knee Arthroplasty[J]. J Arthroplasty, 2022 Dec;37(12):2449-2454.

第6章 高原患者膝关节单髁置换术的麻醉管理

一、高原环境特点

海拔 1000m 以上的地区称为高原地区，海拔超过 5500m 的地区称为极高海拔地区。高原地区的气候特点：①气压低和氧分压低；②紫外线强；③辐射强；④寒冷干燥。另外，气流速度随海拔高度增加而加快。海拔愈高，气温愈低，距离海岸线愈远，大气中所含水蒸气愈少，空气愈干燥。

（一）高原环境人体的病理生理特点

1. 呼吸系统 虽然高原环境空气中氧气与氮气的比例不变，但低气压使机体氧分压降低，氧气难以扩散至肺部毛细血管，引起低压性低氧血症。高原低氧可刺激颈动脉体外周化学感受器，引起过度通气，导致动脉血二氧化碳分压（$PaCO_2$）降低，平原地区二氧化碳（CO_2）兴奋呼吸中枢的机制无法发挥作用。高原反应严重者，由于缺氧性肺动脉高压，肺毛细血管网压力增高、血管通透性增加、肺泡液体清除功能降低、氧化应激和炎症反应等，易诱发高原肺水肿。

2. 循环系统

（1）心率：心率增快是机体对缺氧最为敏感的反应指标。在通气量尚未明显增加前，心率已开始增加，增加程度与海拔高度和进入高原的速度相关。在 3600m 以下的高原地区，经过习服后，增快的心率可逐渐恢复到或接近平原的水平，而在海拔 3600m 以上的地区，则难以恢复到初始水平。

（2）血压：部分初入高原者可见血压轻度增高，系低氧兴奋交感神经系统所致，同时伴有血儿茶酚胺、尿儿茶酚胺水平增高。海拔愈高，血压上升水平愈多。在一定范围内（海拔 5000m 以下），经过数月习服后可逐渐恢复。但长期居住在海拔 5000m 以上地区者，舒张压升高较多，可能由缺氧环境下肾上腺素分泌量增多、全身血管紧张度增加、外周血管阻力增大、红细胞增多及血液黏度增大所致。血压的变化一般可在脱离高原低氧环境数日至 1 个月后基本恢复正常。

（3）心输出量：初入高原者心输出量增加可达 40%～50%；海拔越高，其增加越多，且与心率增快有关，可维持数日至数月方见下降趋向。高原世居者心输出量无明显变化。

（4）心脏结构：久居或世居高原者常伴不同程度的肺动脉高压，并继发右心室肥厚，以流出道部位较明显。肺动脉高压与低氧和血液黏度增高有关。在海拔 4000～5000m 久居者，X 线片显示肺动脉段突出和心脏增大，大约 95% 的人其心脏增大不超过 20%。

（5）心电图：在高海拔地区很少出现心电图的改变，或仅仅出现肺动脉高压的表现，如电轴右偏、R+S 值随海拔升高而减少，V_3R 及 V_1～V_4 出现 T 波倒置。

3. 中枢神经系统 初入高原者，低氧导致高级神经活动障碍，表现为头痛、记忆力减退、嗜睡及工作效率下降，对复杂问题的反应时间和逻辑思维时间明显延长，痛觉、触觉迟钝，视力、听力、辨色力等均下降。重度高原反应者，缺氧导致神经元钠钾泵功能障碍及毛细血管通透性增加，引发脑水肿，出现晕厥、昏迷等。

4. 血液系统 随着海拔增高，红细胞和血红蛋白量不断增加，导致血液黏滞度增高，右心负荷过重，血栓形成的危险性倍增。血小板被激活可致其聚集和消耗增加，脑卒中、心肌梗死、心律失常、肺栓塞和心源性猝死风险增加。久居高原者，血容量可达 100ml/kg。

5. 消化系统 胃肠道黏膜产生类似缺血的改变，pH 下降，致逆向弥散的氢离子清除困难，加上细胞严重损伤及胃肠动力降低，易诱发应激性溃疡。

6. 内分泌系统 高原低氧导致人体下丘脑、垂体、甲状腺、肾上腺皮质和髓质等内分泌器官功能轻度增强，激素分泌量相对增多。糖、蛋白质、脂肪等物质有氧代谢过程受到不同程度的抑制，糖无氧酵解增强，血乳酸浓度增高。

7. 泌尿系统 高原低氧导致儿茶酚胺、肾素及垂体后叶抗利尿激素分泌增加，加上血液浓缩、无形失水较多及血液重新分布等因素，使肾血流量减少，导致少尿。

（二）常见的高原病 – 高原血压异常

平原人长期移居高原（高于 2500m）后，少数人可出现血压异常，可表现为血压升高或降低（或脉压降低），称为高原高血压或高原低血压。其在高原移居者中的发病率可达 23.7% 和 5.3%～17%。由于目前尚缺乏大规模流行病学调查结果，且此种血压异常与通常的原发性或继发性高血压或低血压的鉴别也难以界定，因而并未将其作为一个单独的亚型纳入慢性高原病的诊断。

1. 高原高血压 通常指在平原时血压正常者，长期移居高原后出现血压升高，尤以舒张压升高较多见，返回平原后不经降压治疗血压能逐渐恢复正常，且可排除其他原因所致的高血压状态。其高血压的诊断阈值既往多以超过 140/90mmHg（18.7/12.0kPa）为限，但目前宜遵从相关国际指南中已更新的高血压诊断标准。

（1）发病机制：发病可能与下列因素有关①高原低氧致机体对低氧应激反应增强，交感 – 肾上腺素系统激活，内源性儿茶酚胺合成和释放增加，导致外周血管收缩、阻力增加和心输出量增加；②缺氧时肾脏缺血，肾素释放增多，进而使血浆中血管紧张素原转变成血管紧张素，使外周血管收缩；③缺氧使血液中红细胞增多（但尚未达到高原红细胞增多症的标准），血液黏度增高和全血容量增多。

（2）临床表现：一般多在进入高原后 1～2 年发病，病情进展迅速者可在数周至数月内发病，临床表现与原发性高血压无明显差别，但通常具有以下特点：①发病年龄较轻，以青壮年较多见通常不超过 40 岁；②除头痛、头昏和睡眠障碍多见以外，恶心、呕吐、气促、心悸、水肿等高原病症状也较原发性高血压患者多见；③体征出现较早，可有轻度发绀；心率增快、心界扩大、心前区轻度收缩期杂音、肺动脉瓣区第二心音亢进或分裂，心电图出现心肌劳损的表现等；眼底早期可见视网膜动脉痉挛，继而出现动脉硬化，有动静脉交叉压迫现象。视网膜可有出血、渗出等改变；④以舒张压升高为主，收缩压轻度升高，较少出现严重的心、脑、肾等脏器损伤；⑤药物治疗效果明显，返回平原后 1～60 天血压多可恢复正常。

（3）治疗：①非药物治疗，返回平原居住是最有效的治疗措施。其他包括合理膳食、消除紧张和焦虑情绪、适当镇静、充分休息、适当锻炼、注意保暖等。②适当氧疗，纠正低氧，重症患者有条件可选用高压氧舱治疗。③药物治疗，一般仅血压持续严重升高的患者才需要药物治疗。治疗药物与原发性高血压并无本质区别。需要注意的是，此类患者多存在不同程度的脱水和血液黏度增加，因而采用利尿治疗应谨慎。

对病程较长和症状明显者应给予降压药物治疗。可选用钙通道阻滞药、β受体拮抗药及 ACEI 等；对伴有轻度红细胞增多症及血容量增多者，应加用氢氯噻嗪。如伴有心、肾、脑损害者，采取与原发性高血压相同的治疗方法。有研究表明，舒马普坦可以预防急性高山病导致的头痛的发生率。病情持续加重，经积极治疗效果不明显者，建议转运至低海拔地区治疗。

2. 高原低血压　通常指久居或世居高原（＞2500m）者，收缩压≤90mmHg（12kPa），舒张压≤60mmHg（8kPa），伴或不伴有脉压降低，且可排出其他心血管疾病因素导致的血压降低者。通常以收缩压为准。

与我们经验性的认知不同的是，久居或世居高原者的平均血压是偏低的，这可能是一种较普遍存在的现象。我国对29 494名久居高原者的调查发现，低血压的发生率达14.85%。

(1) 发病机制：尚未完全清楚，可能与以下因素有关：①低氧引起自主神经功能紊乱，迷走神经张力增加，导致心动过缓，血管舒张中枢功能失调，外周血管阻力降低；②肾上腺皮质功能下降，前列腺素分泌增多，末梢血管扩张；③慢性低氧，组织中血管新生，侧支循环增加和开放，进一步降低血管阻力；④高原紫外线强，皮肤内组胺增多及缺氧时蛋白质代谢障碍，在体内形成组胺，大量组胺进入血液，导致小血管扩张；⑤小动脉平滑肌细胞内含钠量下降，血管收缩反应性降低，尤其是休息时应激反应降低可能是一种适应性的保护机制，只有在严重紊乱时才需要治疗。

(2) 临床表现：高原低血压多见于进入高原时间长或世居者缺乏体育锻炼的人群中，女性居多。主要症状有头昏、头痛、疲乏、烦躁、胸闷、心悸、气促、眼花、无力、下肢水肿等，偶有晕厥。症状轻重因人而异，一般1周左右症状逐渐消失，也有症状持续很久或转为慢性高原病者。

(3) 治疗：①收缩压在90mmHg（12kPa）左右，且无明显症状者，可能是高原习服和适应过程中的适应性改变，不需治疗。注意休息，保证足够的睡眠；②血压过低和症状明显者，除休息、吸氧、保证足够的睡眠外，应给予升压和其他对症治疗。

二、高原单髁膝关节手术麻醉

（一）术前评估与优化

老年患者膝关节手术的术前评估涉及与老年人医疗相关方面，包括对认知功能、活动能力、脏器功能、虚弱程度、营养状态、联合用药和治疗策略等的评估。重点评估心血管系统、呼吸系统、中枢神经精神系统、肝功能、肾功能、凝血系统及是否使用抗凝药，同时需关注骨关节和脊柱、手术麻醉史及服药史等。对于高龄危重患者，建议遵守老年患者综合评估原则。

1. 心血管系统　术前心血管系统评估和优化的重点内容，包括心脏疾病类型、治疗方案、当前有无症状及心功能分级。最常用于心血管事件风险评估的量表为改良心脏风险指数（revised cardiac risk index，RCRI）和代谢当量（metabolic equivalent，MET）分级。对于术前可优化的心脏疾病，其诊治方案应加以完善。

2. 呼吸系统　术前应评估导致术后肺部并发症的高危因素，如慢性肺部疾病、阻塞性睡眠呼吸暂停（obstructive sleep apnea，OSA）、吸烟、肥胖、运动能力下降、感觉中枢受损、营养不良、ASA≥Ⅲ级等。预防术后肺部并发症的优化策略包括减重、戒烟、呼吸肌功能训练、基础肺部疾病诊治、动脉血气分析和肺功能测试等。

3. 中枢神经系统　术前并存认知功能障碍的老年患者，其术后转归会显著恶化。术前并存认知功能损害的老年患者术后谵妄风险显著增加；与术后谵妄相关的危险因素包括：年龄＞70岁、认知功能障碍、伴发疾病或并发症、肾功能不全；围术期与术后谵妄有关的可控因素，包括麻醉过深、严重低血压、疼痛应激、贫血、缺氧、电解质异常、睡眠剥夺、营养不良、脱水、功能状态差、制动、听力或视力损害、多重精神药物、尿潴留或便秘风险、留置导尿管等。

4. 肾脏功能　老年患者术前肾功能评估的重点在于明确肾功能储备状态，对脆弱肾功能的老年患者应进行优化治疗并使其肾功能处于最优状态；围术期诱发急性肾损伤的高危因素，包括围术期低血容量、低血压、过度应激、电解质紊乱及肾毒性药物使用等，特别是术前长期服用 NSAID 镇痛的患者，应对其肾功能认真评估。

5. 凝血功能 / 血栓风险 年龄、手术类型、创伤程度是单髁膝关节置换术后发生深静脉血栓（deep venous thrombosis，DVT）的独立预测因素，老年患者停用抗凝药物易导致围术期血栓性疾病的发生。术前血栓风险评估和凝血功能检测有助于术前凝血功能的优化以及围术期出凝血管理策略的制订，如下肢气动压力装置、预防性抗凝用药、早期功能训练等。长期卧床及行动不便的老年患者，如具备条件，强烈建议术前行深静脉血栓超声筛查，排除下肢深静脉血栓风险。

6. 术前疼痛评估与干预 接受膝关节置换术的老年患者，术前疼痛较剧烈且功能活动受限，为了改善患者预后，术前应积极进行疼痛管理。推荐局部使用或口服非甾体抗炎药（NSAID），并建议持续使用至手术当天。对于 NSAID 无反应的患者，可使用关节内注射皮质类固醇。以上方法均无效时，可考虑阿片类药物。

（二）老年患者膝关节单髁置换术麻醉与术中管理

1. 麻醉前用药 慢性持续性疼痛是老年人膝关节疾病的常见症状，因而常伴有焦虑、紧张情绪，阿米替林、乐瑞卡等抗焦虑药物可改善患者的抑郁焦虑状态。对失眠患者选择镇静催眠药物时，推荐使用非苯二氮䓬类药物（唑吡坦或扎来普隆），尽量避免使用苯二氮䓬类药物以减少围术期神经认知障碍（perioperative neurocognitive disorder，PND）的发生。建议麻醉前用药实施多模式镇痛，若无禁忌证，尽量选择对乙酰氨基酚、COX-2 抑制药等对血小板功能影响小的药物。

2. 麻醉方式选择 随着我国人口老龄化情况加重，老年患者膝关节也逐渐成为人们关

心的问题。老年患者常伴有肺、心、脑、肾等多种疾病，这些疾病为临床手术造成一定的干扰。老年患者应年龄增长，全身多脏器功能均出现不同程度的下降，患者机体应激代偿能力降低，这些情况造成老年患者手术耐受能力降低，因此手术过程并发症发生概率提高，选择合适的手术麻醉方式能对患者治疗效果产生不同的影响。此外高原地区人群和普通地区人群相比，高原地区人群心肺储备能力低，加上老年患者全身各项身体功能降低，患者血液中红细胞出现增生、比容增大等情况，患者血液黏稠度增加，手术过程中患者极易发生出血、凝血及微血栓等突发状况，增加了手术麻醉难度。应根据患者的具体情况，选择合适的麻醉方式，目前膝关节单髁置换术常用的麻醉方法在无禁忌证情况下，应首选椎管内麻醉。对于单侧、预计时间 <2h 的膝关节手术可以实施单侧蛛网膜下腔麻醉，因其交感阻滞效果仅限于一侧，可以减少常规蛛网膜下腔麻醉导致的严重低血压，尤其适用于合并心血管疾病如主动脉瓣狭窄或冠状动脉狭窄的老年患者。

膝关节神经支配复杂，主要由股神经、闭孔神经及坐骨神经的分支支配。采用超声引导下外周神经阻滞行膝关节手术麻醉，不仅应考虑膝关节的镇痛、肌肉松弛，还应考虑止血带部位的麻醉效果。根据手术类型、是否使用止血带及是否复合镇静或全身麻醉，可选用不同的外周神经阻滞组合方案。腰丛阻滞复合骶旁坐骨神经阻滞能够满足各类膝关节手术麻醉的需要。采用区域麻醉行膝关节单髁置换术时，为缓解患者焦虑紧张，增加术中舒适感，可给予适当镇静药物，如 α_2 受体激动药右美托咪定，并注意防止右美托咪定相关的镇静过深及循环抑制发生。术中不推荐使用苯二氮䓬类药物用于老年患者的辅助镇静。

膝关节单髁置换术也可在全身麻醉下进行，气管插管或喉罩通气均可。针对脆弱肝肾功能患者，最好选择不经过肝肾代谢的肌松药，如顺式阿曲库铵。术中监测麻醉深度，使用短效镇静镇痛药物，避免中长效麻醉药物残

余效应对患者苏醒期呼吸功能的影响。与单纯全身麻醉相比，全身麻醉复合外周神经阻滞可减轻围术期应激反应，减少麻醉镇痛药物用量和不良反应，改善术后镇痛效果。

三、术中监测与管理

（一）术中循环管理

影响膝关节术中血压波动的主要因素，包括患者既往疾病和用药、麻醉方式、失血和止血带的使用。采用蛛网膜下腔麻醉、失血量大、止血带放气是造成膝关节置换术中低血压的主要原因。受麻醉药物的影响，术中患者血管张力降低，可出现低血压。预防性使用 α_1 受体激动药，如去氧肾上腺素或低剂量去甲肾上腺素等缩血管药物，可避免输液过度，保证重要脏器的灌注，减少低血压相关的急性心肌损伤、急性肾损伤的发生。

术中控制出血的措施，主要包括实施微创化手术、血液回输、合理应用止血带、药物控制出血等。若手术时间长、出血量多，可采用术中或术后引流血液回输，以降低异体输血率及术后贫血发生率。应用止血带可有效止血，使术野清晰，方便术者操作，在膝关节手术中被广泛使用。但需要注意止血带对术后康复的不利影响，缩短其使用时间或不用止血带可以减少 UKR 术后大腿肌肉疼痛、加快膝关节功能恢复、缩短住院时间。

UKR 手术中可能发生微小空气、脂肪、骨髓和血栓栓塞，尤其是应用止血带会增加深静脉血栓和肺血栓栓塞症的风险。小的栓子多数不会引起循环波动，但大栓子所致的大面积肺栓塞会导致相关低氧血症、呼气末二氧化碳骤降、高碳酸血症、循环衰竭甚至心搏骤停。对于高危患者术中应加强监测，必要时行经胸或经食管心脏超声心动图监测右心栓子情况。若术中怀疑患者发生肺栓塞并伴有休克或低血压，立即行呼吸循环支持，并请有关科室会诊，及时诊断，积极行溶栓或取栓治疗。

（二）脂肪栓塞

脂肪栓塞（fat embolism，FE）是指脂肪进入血液循环，可不伴有临床症状，是一种病理诊断。脂肪栓塞综合征（fat embolism syndrome，FES）是机体对体循环中脂肪的生理性反应，几乎所有骨盆或股骨骨折的患者都能检测到脂肪栓塞，但 FES 的发生率＜1%。关于脂肪栓塞的机制尚有争议，一种学说认为是骨折后脂肪细胞被破坏释放出的脂肪颗粒经髓腔血管破口进入循环系统。另一种学说则认为是骨折后脂肪代谢异常，使循环中的游离脂肪酸生成乳糜微粒。

1. 临床表现及诊断　脂肪栓塞的临床表现轻重不一。研究表明，循环中脂肪的数量与 FES 症状的严重程度无关。轻者症状轻微常被忽视，重者可突发意识障碍、呼吸困难和循环衰竭。常见症状包括：①瘀点皮疹，是 FES 的特征，多分布在颈部、肩部、腋下、前胸和腹部等皮下疏松部位，眼睑和结膜也可出现；②呼吸系统症状，大约 75% 的患者表现为轻度低氧血症和双侧肺泡浸润性的影像学表现，但只有约 10% 的患者进展为急性呼吸窘迫综合征；③神经系统表现，头痛、烦躁、精神错乱及昏迷等；④心血管系统，心率增快，心电图显示心肌缺血和急性肺心病改变；⑤发热，38℃以上即有诊断意义，多发生于伤后 48h 以内。

2. 预防及治疗　对于脂肪栓塞的预防，要注意手术操作轻柔，应用止血带时注意缓慢放松止血带，搬动和转运患者要确实做到轻稳。及时适当的输血补液，防止低容量休克的发生。对于高危患者，应密切观察，做到早发现、早治疗。迄今为止，脂肪栓塞尚无有效的特异性治疗，支持治疗主要是维持水电解质和酸碱平衡，加强营养物质和热量的补充、广谱抗生素的应用及对症治疗。针对低氧血症应给予氧疗，重者需应用人工呼吸机辅助呼吸；积极补充有效血容量，纠正低血容量性休克；脱水利尿药，以及镇静药的应用以减轻脑水肿，早期应用大剂量激素可有效抑制炎症渗出，减轻水肿。

（三）骨水泥相关并发症

骨水泥是一种用于骨科手术的医用材料，

现阶段临床使用的骨水泥有两大类：①不可降解的骨水泥，丙烯酸骨水泥，聚甲基丙烯酸甲酯（polymethyl methacrylate，PMMA）等；②可被降解的骨水泥，羟基磷酸钙骨水泥（hydroxyapatie，HA）等。PMMA 是目前最常用的骨水泥，骨水泥植入后出现的包括低血压、低氧血症、心律失常（包括心脏传导阻滞和窦性停搏）、肺栓塞、肺动脉高压、心血管功能衰竭和猝死等临床表现统称骨水泥植入综合征，死亡率为 0.6%～1%。麻醉方面，在使用骨水泥前可：①早期使用皮质激素，对骨水泥毒性反应可能有一定的预防作用；②适当提高血压，目标是收缩压在诱导前的 20% 以内，为预防血压急剧下降，可静脉缓慢滴注多巴胺，维持血压平稳；③短时吸入纯氧；④适当加快输液避免低血容量。术中应密切观察患者的 ECG 和血压，尤其在使用骨水泥前后。麻醉深度适中，避免使用抑制心肌收缩力的药物，心率下降及时使用阿托品。对于高危患者，填充骨水泥后只要发现动脉压下降，就应立即处理。

（四）深静脉血栓形成与肺栓塞

静脉血栓栓塞症（venous thromboembolism，VTE）是指血液在静脉内不正常地凝结，使血管完全或不完全阻塞，属静脉回流障碍性疾病，包括深静脉血栓形成（deep venous thrombosis，DVT）和肺栓塞（pulmonary embolism，PE）。DVT 是指血液在深静脉腔内不正常的凝结，可发生于全身各部位的静脉，以下肢多见，是矫形外科患者围术期常见的并发症。PE 指内源性或外源性栓子堵塞肺动脉主干或其分支引起肺循环障碍和呼吸障碍的临床综合征，是围术期患者死亡的主要原因之一。

1. VTE 的危险因素 任何引起静脉损伤、静脉血流停滞及血液高凝状态的原因均是 VTE 的危险因素。危险因素主要分为患者个体相关因素和手术操作因素。患者个体相关因素包括高龄、VTE 病史、恶性肿瘤及恶性肿瘤的治疗史（激素、放化疗）、妊娠或产后、肥胖、脓毒血症、炎性肠病、肾病综合征、遗传性或获

得性易栓症、瘫痪、制动、中心静脉置管、促红细胞生成药物、口服避孕药等。手术操作相关因素，包括手术时间、手术类型、麻醉方式等。

本病一般无自觉症状，有症状者主要表现为肢体疼痛、肿胀及浅静脉曲张，全身反应不明显。单凭临床表现诊断困难，需结合实验室检查和影像学检查，包括凝血功能，D-二聚体及多普勒超声检查。其中多普勒超声可反复检查，其诊断率可达 90%，故为临床首选。

2. 风险评估 术前应评估导致血栓形成的各种诱发因素，术前应行下肢 B 超检查，明确有无血栓形成。无血栓者可采取基础预防措施，最大限度地降低 VTE 的风险。已有血栓者，则应评估是否需要抗凝溶栓或放置下腔静脉滤器。

四、术后管理

（一）镇痛管理

UKR 术后，30%～60% 的老年患者存在中、重度疼痛，导致膝关节活动受限，妨碍患者术后早期功能锻炼。膝关节单髁置换术后镇痛管理的核心是优化镇痛管理方案以确保术后早期活动及功能训练。

1. 周围神经阻滞 周围神经阻滞（peripheral nerve block，PNB）不但镇痛效果好，而且能避免由硬膜外镇痛和静脉阿片类药物镇痛引起的不良反应，是临床最常用的镇痛方法。

单髁膝关节手术镇痛方法包括股神经阻滞（femoral nerve block，FNB）、内收肌管阻滞（adductor canal block，ACB）、坐骨神经阻滞（sciatic nerve block，SNB）、闭孔神经阻滞（obturator nerve block，ONB）等，常用的药物包括罗哌卡因、布比卡因和利多卡因。多个神经阻滞优于单个神经阻滞，连续神经阻滞优于单次神经阻滞。由于具有保持股四头肌运动功能的优势，单次注射 ACB 或连续 ACB（CACB）在 UKR 术后疼痛控制中被广泛应用。对于术后持续长时间剧烈疼痛并且要求行物理康复治

疗的膝关节手术，连续 FNB 可能较单次注射更有优势。但连续 FNB 可能更易导致股四头肌乏力，从而增加早期行走时摔倒的风险，在老年患者中需要减少局麻药输注剂量。同样，膝关节囊后间隙（infiltration between the popliteal artery and capsule of the knee，IPACK）阻滞为膝关节后方提供感觉阻滞（包括腓总神经、胫神经和闭孔神经关节支）。相对于腘窝 SNB 而言，IPACK 无明显运动阻滞，似乎有更大优势，但仍需要更多的临床应用比较研究支持。实施多神经阻滞时要注意局部麻醉药的总量控制，避免导致局部麻醉药中毒。

2. 局部浸润镇痛 局部浸润镇痛（local infiltration anesthesia，LIA），可起到很好的镇痛效果，并节省阿片类药物的使用，缩短住院时间及减少住院支出，且不影响手术切口愈合、股四头肌肌力及增加感染风险。目前比较常见的药物配伍为局麻药（罗哌卡因）、肾上腺素加非甾体抗炎药、类固醇激素或阿片类药物等。

3. 椎管内镇痛 连续硬膜外镇痛效果确切，但低血压、下肢感觉异常、肠麻痹、尿潴留发生率较高，且可能影响下肢肌力。UKR 术后患者往往需接受抗凝治疗，椎管内置管镇痛增加硬膜外血肿发生率，因此不推荐常规使用。

4. NSAID/ 对乙酰氨基酚 NSAID 和对乙酰氨基酚均具有口服和静脉制剂，可用于轻至中度术后疼痛管理。帕瑞昔布、塞来昔布、依托洛昔布、罗非昔布等选择性 COX-2 抑制药可有效减轻 UKR 术后疼痛，同时可以降低术后恶心、呕吐、发热等并发症的发生率。关节镜检查和关节置换术后推荐可局部浸润非甾体抗炎药。尽管选择性 COX-2 抑制药相对不良反应较小，但对合并心脑血管疾病或肾功能不全的老年患者，仍需慎用。相对而言，对乙酰氨基酚可能更适合老年患者，但要注意其可能的肝脏不良反应，安全剂量最多 5 天，特别是对老年患者更要严格控制。

（二）恶心、呕吐（PONV）的防治

膝关节手术本身不属于易发生 PONV 的手术类型。PONV 危险因素，包括女性、术后使用阿片类镇痛药、非吸烟、有 PONV 或晕动病史。由于 PONV 治疗往往比预防困难和无效，因此，应尽早开始针对高危患者的预防性止吐策略。选择性 5- 羟色胺 3（5-HT₃）受体拮抗药是围术期治疗恶心呕吐的主要药物。在 PONV 高危患者中，将 $5-HT_3$ 受体拮抗药与地塞米松和氟哌利多或氟哌啶醇联合使用，比使用单一的止吐药更能提高预防效果。如果预防失败发生在初始剂量后 6h 内，建议使用另一类止吐药物。

（三）PND 的防治

围术期认知功能并发症，包括术后谵妄（postoperative delirium，POD）、术后认知功能障碍等。围术期认知功能并发症已被更名为 PND，老年人 UKR 术后 PND 的发生率为 5%～14.3%。通过术中选用合适麻醉方式、麻醉药物，完善围术期镇痛，避免术中长时间低血压、保温，以及术中脑功能监测以保证合适麻醉深度、脑氧供需平衡等措施，可降低老年患者 PND 发生率。围术期应用右美托咪定可减少术后谵妄和术后认知功能障碍的发生。

参考文献

[1] CALZIA E,ASFAR P,HAUSER B,et al. Hyperoxia may be beneficial[J]. Crit care med,2010,38(10):S559-568.

[2] LUCKS A M,AUERBACH P S,PREER L,et al.Wilderness medical society clinical practice guidelines for the prevention and treatment of acute altitude illness:2019 update [J]. Wilderness Environ Med,2019,30(4S):S3-S18.

[3] AMERICAN GERIATRICS SOCIETY EXPERT PANEL ON POSTOPERATIVE DELIRIUM IN OLDER ADULTS. American Geriatrics Society

abstracted clinical practice guideline for postoperative delirium in older adults[J]. J Am Geriatr Soc, 2015, 63(1):142-150.

[4] BERGER M, SCHENNING K J, BROWN C H, et al. Best Practices for Postoperative Brain Health: Recommendations From the Fifth International Perioperative Neurotoxicity Working Group[J]. Anesth. Analg, 2018, 127(6):1406-1413.

[5] JIANG M, DENG H, CHEN X, et al. The efficacy and safety of selective COX-2 inhibitors for postoperative pain management in patients after total knee/hip arthroplasty: a meta-analysis[J]. Journal of orthopaedic surgery and research, 2020, 15(1):39.

第7章　ERAS 理念在单髁置换术中的应用

加速康复外科（enhanced recovery after surgery，ERAS）是 20 世纪末由 Henrik Kehlet 提出的一种基于循证医学证据制订的多学科、多模式的围术期医疗方案。ERAS 旨在减少围术期应激的病理生理反应，实现早期自主功能锻炼，缩短住院时间，从而减轻患者及医疗机构的经济负担。对于膝关节早期单间室的骨关节炎或骨坏死，膝关节单髁置换术（unicompartmental knee arthroplasty，UKA）被证明是一种成功的手术方式，能够有效地缓解膝关节疼痛，重建膝关节功能。与全膝关节置换术（total knee arthroplasty，TKA）相比，UKA 的优势在于手术相对微创，保留了前、后交叉韧带，骨量丢失更少，相对减少术中及术后失血，同时能获得更好的术后膝关节功能及关节活动度（range of motion，ROM），术后恢复更快，住院时间短，有利于减轻患者及医疗机构的经济负担。但是，术后疼痛仍是 UKA 术后功能恢复不佳、患者不满意和生活质量下降的危险因素。许多早期证据表明，ERAS 方案能够让关节置换的患者更好、更快地康复，并且不增加术后并发症，使得患者住院时间缩短，并迅速恢复独立的日常活动。

一、术前门诊康复治疗

术前康复治疗目标：加强对患者和照护者的宣教，促使患者和照护者坚定信心，积极参与康复治疗，改善患者机体和心肺功能，增加下肢肌力，掌握主动康复方法，学会自我管理。

1. 术前门诊康复治疗的评估　门诊医生明确诊断后与患者和照护者共同商定手术方案。确定手术方案后，根据病史、查体、血液检查等指标，评估患者的心肺功能、下肢肌力及疼痛和营养等基本情况，参照表 7-1，同时对患者进行膝关节畸形、活动和心理评估。根据评估结果，判断并转介患者进行主动康复或转到康复科或康复机构进行康复。

2. 术前门诊康复治疗

(1) 康复宣教：向患者和照护者讲明患者的诊断与转介康复的原因，并进行术前康复治疗必要性和重要性教育，与患者及照护者共同制订可行的康复方案，使患者及照护者都主动参与到康复治疗中来。照护者是患者院外康复的监督者或指导者。培训患者及照护者掌握康复治疗的方法，达到主动进行康复治疗、熟练掌握锻炼方法的目的。向患者及照护者讲明术前准备、预期住院时间和费用及注意事项。

(2) 控制疼痛：若患者术前存在疼痛，应进行干预。疼痛是影响康复锻炼的主要因素，对疼痛患者要注意筛查是否存在焦虑失眠状态，根据患者的具体情况服用镇痛药及抗焦虑镇静药物。

(3) 康复治疗内容：①心肺功能康复：接受膝关节单髁置换术的患者如全膝关节置换术一样，多数患者处于老年阶段，身体机能的下降、组织器官的衰老会严重影响心肺功能，同时关节疾病会导致步行次数减少，使心肺功能进一步下降，在术后存在很大隐患。故从门诊开始，就需要要求患者进行心肺功能锻炼，如深呼吸、咳嗽锻炼，同时排出肺部的痰液，

表 7-1 初次膝关节单髁置换术术前评估

评估项目	评估内容	评估方法	评估结果
全身基础情况及合并疾病	病史、查体、血液指标、骨科护理常规、影像学检查	骨科常规专科检查	相应临床诊断
心肺功能	心功能、肺部及呼吸功能	2 分钟原地踏步实验、呼吸功能的徒手评定	2 分钟原地踏步<70 次或慢走 100m 以内即感气短，需重点关注心肺功能
肌肉力量	伸膝、屈膝肌群力量，主要是股四头肌、腘绳肌力量	徒手肌力检查（0～5 级）	肌力 3 级以下需重点关注
关节活动度	伸膝、屈膝角度，且是否伴内外翻畸形	量角器	关节是否存在活动受限畸形
疼痛	是否影响行走、睡眠	VAS	疼痛>3 分需要控制疼痛
营养状况	血红蛋白含量、白蛋白含量	血常规、生化、NRS2002 营养风险筛查表	血红蛋白<100g/L、血蛋白<40g/L，需要进行营养调整
日常生活能力	主要为转移、步行、上下楼梯等能力	Bathel 指数	分值越低提示日常生活能力越差

VAS. 视觉模拟评分法

尤其是高龄患者和长期吸烟患者（必须戒烟 2～4 周）。

②肌力康复锻炼：术前疼痛、组织损伤、关节畸形等都会导致肌肉力量的下降，表现出大腿肌肉力量不足、无力，甚至出现萎缩，进而影响步行、上下楼梯，严重者可影响日常活动能力。针对肌力的康复锻炼至关重要，要加强下肢肌肉，主要是股四头肌、腘绳肌的肌力训练。a. 3 级以下肌力训练：行主动 - 辅助的等张收缩训练，如侧卧位的伸膝运动。b. 3 级及以上肌力训练：行主动 - 抗阻的等张训练，如仰卧位、坐位、站位的直腿抬高运动。

③关节活动度康复锻炼：关节畸形会影响正常的关节活动度，主要有屈曲畸形、伸直畸形、内外翻畸形等，疼痛、组织挛缩也是造成关节活动度障碍的原因之一。了解具体原因，指导康复训练，可根据患者情况选择主 / 被动

的屈膝、伸膝锻炼，通常配合股四头肌和腘绳肌的肌力训练，注意训练需要在患者可承受的关节活动度内进行。

④康复锻炼注意事项：根据患者的整体情况（包括肌力、活动度、站立步行能力等）进行适当强度的康复锻炼，遵循循序渐进的原则，同时注意避免可能出现的损伤。

二、住院后术前康复治疗

1. 术前住院康复治疗的评估，再次根据病史、查体、术前检查进行评估（见"术前门诊康复治疗"）。

2. 强化对患者及照护者的康复治疗宣教，并评估患者的主动参与度（见"术前门诊康复治疗"）。

3. 结合术前预防性镇痛，给予镇痛药与抗焦虑镇静药物，缓解患者焦虑（见"术前门诊

康复治疗")。

4.强化患者心肺功能、肌力和关节活动度锻炼（见"术前门诊康复治疗"）。

三、围术期管理

（一）疼痛管理

围术期疼痛评估是疼痛管理的基础，可采用数字评价量表法（numerical rating scale，NRS）或视觉模拟评分法（visual analogue scale，VAS）。VAS评分0～3分时可维持用药方案，4～6分需调整镇痛药或增加其他镇痛途径。疼痛评估时应排除感染、血肿、内置物移位等并发症，明确为切口疼痛后加用弱阿片类药物，避免急性疼痛转为慢性疼痛。

1.原发疾病疼痛治疗　术前对患者的疼痛管理主要针对原发病导致的慢性骨骼肌肉疼痛，药物剂型主要以口服或局部外用药物为主。选择药品种类时应综合考虑患者的疼痛程度、并存的胃肠道及心血管疾病，主要以NSAID或选择性COX-2抑制药为主。如伴随肌肉痉挛性疼痛，可联合用肌肉松弛药，如乙派立松、替扎尼定等。对于合并骨质疏松症的患者，在补充钙剂及活性维生素D的基础上，可根据患者年龄、骨密度水平、骨代谢指标及骨折风险，综合选择骨代谢调节药。

2.神经病理性疼痛治疗　骨科手术患者术前常因压迫导致神经病理性疼痛，可通过神经病理性疼痛评估量表（douleur neuropathique 4 question，DN4）评估其是否存在神经病理性疼痛。单纯神经病理性疼痛需要使用普瑞巴林、加巴喷丁、度洛西汀或三环类抗抑郁药；疼痛控制不佳时联用或换用曲马多、盐酸羟考酮或丁丙诺啡外用剂。对于混合型疼痛可考虑NSAID、神经病理性疼痛药物或阿片类药物。

3.术前镇痛　在手术前开始服用非甾体抗炎药，以获得术中及术后有效的血液药物浓度。通常是在术前3天口服塞来昔布，每12小时200mg。也可以选择其他非甾体抗炎药。美洛昔康和塞来昔布对COX-2选择性抑制最高，而酮咯酸和阿司匹林则相反（以抑制COX-1为主）。多项研究表明，非甾体抗炎药的使用并不会增加全膝关节置换术后大出血事件。非甾体抗炎药的禁忌证包括阿司匹林和其他非甾体抗炎药过敏史。肾功能不全或肾功能衰竭患者避免使用，70岁以上的患者剂量应减半。

4.术中镇痛　"鸡尾酒"注射，即局部浸润镇痛（local infiltration analgesia，LIA）。LIA是指采用抗炎局部麻醉的混合药液（局部麻醉药＋非甾体抗炎药＋肾上腺素），以一定比例混合后浸润注射在手术区域周围组织，从而减轻术后疼痛，通常由手术医生实施（表7-2）。这种镇痛方法对生理干扰程度最轻，符合多模式镇痛方案的理念，是一种简单、方便、安全、有效的镇痛方法。将LIA溶液注射到膝关节周围组织，包括股骨骨膜、后关节囊、前后交叉韧带止点、髌下脂肪垫、内侧和外侧副韧带周围的深层组织及皮下脂肪组织，注射点远离切口边缘3mm。酮咯酸氨丁三醇注射液是唯一可直接注射的非选择性非甾体抗炎药，LIA技术可以有效地将高浓度药物注射至靶向位置。"鸡尾酒"注射配方中的罗派卡因可以阻断疼痛神经传导，抑制前列腺素合成和随后的神经致敏。研究表明，采用LIA镇痛效果良好，可显著缩短住院时间，恢复更快。此外，LIA不会导致肌肉无力，多数患者术后4～6h就可以活动。

5.术后镇痛　术后24h内采用镇痛泵或静脉使用非甾体抗炎药＋氨酚羟考酮或由马多口服的联合镇痛方式。出院后改用口服非甾体抗炎药（塞来昔布或依托考昔）进行镇痛，时间持续至少2周或延续至康复期结束（表7-3）。但根据笔者单髁置换术后患者随访观察，未见有术后长时间依赖镇痛药者，因术后疼痛而致膝关节功能锻炼受影响者甚少。

（二）麻醉选择及管理

膝关节单髁置换术的麻醉方法可采用椎管内麻醉、全身麻醉、神经阻滞麻醉、联合麻醉等，麻醉方法的选择主要取决于患者的全身状况、手术方式、时间、麻醉医生的技术水平、习惯及患者和手术医生的要求等。近年来主要

表 7-2　"鸡尾酒"注射配方

药　物	配制方法
· 盐酸罗哌卡因注射液 100mg：10ml/ 支 ×2 支 · 酮咯酸氨丁三醇注射液 30mg：1ml/ 支 ×1 支 · 盐酸肾上腺素注射液 1mg：1ml/ 支 ×1 支 · 生理盐水：100ml×2 瓶	· 抽取 0.1ml 盐酸肾上腺素注射液（1mg：1ml/ 支）至 100ml 生理盐水，混匀后抽取 0.5ml 待用 · 抽取盐酸罗哌卡因注射液 200mg、酮咯酸氨丁三醇注射液 30mg 待用 · 将上面两种准备液加入 60ml 生理盐水中，混匀即可使用

表 7-3　常用镇痛药物及使用方法

药　物	使用方法
帕瑞昔布	40mg，静脉滴注，每天 2 次，术后 6h 内
普瑞巴林	单剂量 150mg 口服，术前 2h；术后 75mg，每天 3 次，口服
塞来昔布	术前 2h 200mg 口服，术后 200mg，12h 1 次，口服
美洛昔康	7.5mg，12h 1 次，口服
曲马朵	50～100mg，12h 1 次，口服
氨酚羟考酮	10mg，每天 3 次，口服
丁丙诺啡（贴剂）	10mg，每周 1 次，贴胸背部

流行神经阻滞麻醉，此种麻醉方式对于膝关节单髁置换术后早期功能锻炼较其他方式极大缩短了活动的时间。

1. 椎管内麻醉（intraspinal anesthesia）包括硬膜外腔阻滞麻醉（epidural analgesia）、蛛网膜下腔阻滞麻醉（spinal anesthesia）及腰 – 硬联合麻醉。一般来说，椎管内麻醉可适用于所有的膝关节置换术。通常，管理得当的椎管内麻醉和神经阻滞麻醉比全身麻醉对患者的全身影响更小。对于上述 3 种椎管内麻醉方法，膝关节单髁置换术术中如果使用止血带，麻醉阻滞范围需覆盖 T_{10}～L_5。如果术后留置硬膜外导管提供镇痛，需要和手术医生进行沟通，避免使用抗凝药物，以免发生硬膜外血肿。椎管内麻醉术后会延迟患者术后下床活动时间，还可能并发一定程度的尿潴留，必要时留置导尿，但导尿管留置时间不宜过长，一般术后 6～8h 麻醉过后即可考虑拔除导尿管。

2. 全身麻醉（general anesthesia）是指麻醉药经呼吸道吸入或静脉、肌内注射进入人体内，产生中枢神经系统抑制，临床表现为神志消失、全身痛觉丧失、遗忘、反射抑制和一定程度的肌肉松弛。全身麻醉需要呼吸道支持，容易引起呼吸道症状，所以一般不作为首选，当存在椎管内麻醉禁忌或椎管内麻醉不成功时，可选择这种麻醉方式。

3. 在进行神经阻滞麻醉（nerve blocking anesthesia）前，我们需要了解膝关节的神经支配。膝关节的感觉主要由骶丛支配，包括股内侧皮神经、股中间皮神经、股外侧皮神经、隐神经髌下支及隐神经其他分支。膝关节的运动分别由闭孔神经、股神经、胫神经和腓总神经的关节分支支配。

4. 外周神经阻滞是近年来膝关节单髁置换术常用的麻醉方法，主要包括腰丛神经阻滞、坐骨神经阻滞、股神经阻滞、隐神经阻滞等。随着超声可视化应用程度不断提高，同时为满足术后快速康复的要求，超声引导下的神经阻滞在膝关节单髁置换术中应用日益广泛。

5. 相比股神经联合坐骨神经阻滞或硬膜外阻滞，隐神经或隐神经联合局部浸润对股四头肌影响小，不会导致下肢肌力下降，不影响术后早期活动。此外，术前隐神经阻滞还可减少术中全身麻醉药的用量。随着超声技术的不断成熟，隐神经阻滞在膝关节手术过程中的应用越来越广泛。注意事项：隐神经分支广泛，单纯隐神经阻滞不足以满足膝关节单髁置换术需求，需联合其他麻醉方式，如内收肌管阻滞联合坐骨神经阻滞，不主张股神经麻醉，多采用膝丛股神经麻醉用于膝关节单髁置换术。

6. 近年来采用超声引导下隐神经阻滞联合喉罩全身麻醉，相比传统的蛛网膜下腔阻滞或单一的全身麻醉，具有明显优势。

膝关节单髁置换术的麻醉方法应根据患者的基本状况、合并基础疾病、麻醉医生的操作水平、仪器设备条件、手术医生的需求及患者意愿等条件综合而定。

四、术后康复治疗

膝关节单髁置换术后康复的重点是恢复膝关节活动度、力量和关节功能运动。所有患者手术后开始进入膝关节单髁置换术的标准临床路径和物理治疗。早期行走一定程度上能减轻疼痛。

术后康复阶段主要分为三个部分：①术后早期康复（术后0~3天，住院期间），改善患者围术期的整体状况，以达到出院标准；②出院后（术后3天~8周及术后8周以上）后续康复，在患者出院后居家进行，以改善患者的肌力、平衡能力、稳定性和机体功能等；

③康复科或康复机构康复，针对有特殊康复目的的患者，通常是自主性较差或寻求更进一步康复，以期达到更好的康复标准的患者。

（一）术后早期康复（住院期间，术后0~3天）

膝关节单髁置换术患者术后住院时长一般为3天，是进行康复锻炼的黄金时间，在此阶段内患者要学会如何进行自主康复锻炼，照护者也要在医护人员的指导下了解康复的要点，以便在出院后辅助及支持患者进行康复锻炼。

1. 主要目标

(1) 消肿止痛、促进伤口愈合、预防并发症、减少失血。

(2) 促进睡眠、增加胃肠道动力、改善患者营养状况。

(3) 增加关节活动度，主动伸膝达 -5°~0°、屈膝达 90°~100°。

(4) 加强股四头肌、腘绳肌等肌肉力量，肌力达 4~5 级。

(5) 掌握独立转移能力，包括体位转换、如厕、上下车等。

(6) 正确使用助行器，能够辅助步行，并学会上下楼梯。

(7) 安全及康复意识教育，制订家庭康复计划。

2. 术后早期康复方案（术后0~3天，住院期间）
术后当天即可康复锻炼活动，比全膝关节置换术下地锻炼更早，更能有效降低深静脉血栓、肺栓塞/肺部感染的风险，同时能够促进患者的胃肠道蠕动，增加饮食补充营养，进一步促进机体恢复、缩短住院时间、尽早回归家庭。术前患者有效的锻炼会明显缩短术后康复进程，体现在术后关节控制性好、平衡协调能力好、本体感觉好等方面。

(1) 早期活动：是减少并发症，加速康复的关键。术后在复苏室，全身麻醉患者清醒或脊椎麻醉（俗称腰麻）、连续硬脊膜外麻醉患者运动功能恢复后即刻在床上进行四肢功能锻炼，并进行深呼吸、咳嗽锻炼。

(2) 早期下床：术后 2~4h，在生命体征平稳、无明显不适、乏力的情况下，应下床锻炼行走。患者在医护人员的指导下扶助行器步行。可根据患者情况选择步行方式。注意事项：第一次步行时间不宜太长，视患者肢体肿胀情况及耐受情况渐进性增加行走的活动量。

(3) 体位摆放：膝关节单髁置换术后的患者，使膝关节保持在伸直0°，可辅助支具捆绑，不可扭曲、弯曲，尤其是术前存在严重畸形的患者。同时保持患肢抬高，防止足部水肿。

(4) 关节活动度锻炼：正常的关节活动度是出院的一个标准，需要在出院之前达到目标，使患者可以正常行走及上下楼梯。目标角度为伸膝0°、屈膝110°；目标时间为术后48h开始。应尽早开始锻炼膝关节屈伸活动度，活动幅度由小到大逐渐增加。

(5) 肌肉力量：膝关节周围肌肉的萎缩导致肌肉力量下降、无力，需要在术后即刻进行早期康复锻炼，术后48h内是早期康复的关键时刻，患者需要在医护人员的指导下进行患侧膝关节周围的肌群训练。一般应从局部等长收缩训练逐步过渡到伴有关节活动的等张收缩训练。

(6) 转移：术后长期卧床制动会增加血栓的风险，需要鼓励患者进行主动活动并教会其进行各体位之间的转移，包括翻身转移，仰卧 - 起坐转移，长腿坐 - 床旁坐转移，坐 - 站转移及站 - 坐转移，洗手间的转移，如厕、坐式马桶应用训练，上下车的转移，小轿车及商务车的转移训练。

(7) 步行：术后早期下床活动可以预防深静脉血栓、肺部感染、胃肠道蠕动，提升患者的精神状态，鼓励患者在无不适的情况下尽早下地行走。老年患者根据身体情况可适当延后下床时间。一般可以在术后2~4h开始下地训练。负重训练可借助助行器，术后2天可微蹲。获得一定的步行能力后，患者可以开始进行上下楼梯训练。

3. 并发症的预防　并发症的预防是术后早期病房康复的关键一环，从手术结束后即刻开始，通过药物治疗配合物理治疗，主要包括控

制出血、预防感染、预防深静脉血栓、消肿镇痛、促进伤口愈合等。药物治疗配合物理治疗可以有效缓解患者切口肿胀及疼痛，促进康复进程。

（二）居家康复（术后3天至8周及术后8周以上）

由于膝关节单髁置换术患者住院时间短，术后第3天出院，因此家庭康复计划尤其重要，需要根据患者的整体情况及表现进行个性化制订，此阶段时间跨度较长，为了更好地给予患者指导，将此阶段又分为了三个阶段（表7-4）：术后3天至4周、术后4~8周、术后8周以后。居家的康复目标：改善关节活动度、加强患肢肌肉力量、提升步行和上下楼梯的能力，最终提升患者的日常生活活动能力，早日回归社会工作。

1. 术后3天至4周　术后3天至4周是患者自主进行家庭康复锻炼的关键时期，也是术后身体各项指标恢复的重要时期。在保证患者营养状况良好的前提下进行有针对性的康复锻炼。

(1) 主要目标为：①减少炎症、疼痛与肿胀；②增加关节活动度，主动伸膝达0°、屈膝达100°~120°；③持续提升肌肉力量，肌力达5级；④提高步行质量，实现在没有助行器辅助下无障碍行走；⑤增加患侧下肢的平衡稳定性及关节的控制能力。

(2) 进阶标准：水肿、疼痛得到控制，能独立转移，实现独立使用助行器辅助步行，能上下楼梯。

2. 术后4~8周　术后第3周即可进行随访复查及伤口拆线处理，同时于门诊再次评估患者的状况，制订进一步的康复计划。主要是加强患者的日常生活能力，尽早结束居家康复锻炼，为回归社会、工作等做准备。

(1) 主要目标为：①继续减少水肿与疼痛，加强营养；②主动关节活动度达全范围，伸膝达0°，屈膝达120°~130°；③提升肌肉力量，进行适当主动抗阻训练；④持续提升关节控制能力及平衡稳定能力；⑤实现家庭和社区远距

表7-4　初次膝关节单髁置换术围术期康复时间轴简要略表

时　间	项　目
术前2周～4周	参加术前评估；康复教育；进行针对性康复锻炼
术后当天	消肿；止痛；转移；下地
术后1～3天	控制肿胀、疼痛、感染等；营养支持；增加ROM、肌力；练习独立活动能力；转移、如厕、穿衣等；学会用助力器来步行，学会上下楼梯、上下车；制订家庭计划；出院回家
术后3天至4周	根据需要进行家庭或门诊康复治疗；继续消肿止痛；增加ROM、肌力、稳定控制能力；提升步行能力，可试着脱拐步行
术后4～8周	达全范围ROM；增强肌力、稳定控制能力；改善步行质量，实现家庭及社区步行
术后8周以后	维持ROM，增加肌力、耐力；回归生活、工作；恢复娱乐活动，重返低冲击力运动

ROM. 关节活动度

离的独立无障碍行走。

(2) 进阶标准：关节活动度达到全范围，肌力提高，可脱助行器步行，可缓慢蹲；能独立进行日常生活活动。

3. 术后8周以后　大多数患者预期在术后8周以后完全康复，回归正常生活与工作，并可开始恢复娱乐活动，甚至重返低冲击力运动。

(1) 主要目标为：①维持全范围关节活动度、肌力、关节控制能力，增加肌肉耐力；②回归正常生活；③恢复适当娱乐活动；④重返低冲击力运动，如散步、游泳、自行车等，但不建议进行冲击力大的运动，如跑步、球类运动等。

(2) 进阶标准：关节活动度稳定、肌肉力量及耐力持续增加。重返工作岗位，恢复适当娱乐活动，恢复低冲击力运动（如游泳、骑自行车等）。

（三）康复科或康复机构康复

部分患者经出院评定后建议转院内康复科或院外康复机构做进一步治疗：一类是病情复杂、高风险的患者，需要专业康复团队帮助其进行进一步治疗；另一类是康复目标比较高，期望回归正常运动的患者。无论哪类患者，都要与其建立联系，康复医生团队需要按照出院评估结果，并结合手术主刀医生的阶段康复目

标制订个性化康复方案，包括康复目标、康复时间、康复阶段、康复项目、随访时间、家庭指导等。

1. 康复锻炼实施的原则　制订个性化康复计划；在康复医生团队的指导下循序渐进地进行，活动范围由小到大，强度由弱到强，活动度以不感到疲劳为准，活动以恢复肢体生理功能为中心，围绕恢复负重行走能力进行训练。

2. 康复机构的治疗内容　物理因子治疗，关节活动度训练，肌力、肌耐力训练，步行训练，平衡稳定训练，下肢功能训练，日常活动能力训练等。

膝关节功能通常在术后3个月内基本康复，部分症状将在此后的1年内缓慢缓解。膝关节单髁置换术后通常不需要正式的康复计划或门诊物理治疗，而过度的锻炼会适得其反，引起膝关节疼痛和肿胀。如患者股四头肌无力，用夹板固定膝关节可能会有帮助。Fillingham等对膝关节单髁置换术的患者进行随机临床试验，将他们随机分配到6周的门诊物理治疗或无监督的家庭康复训练中，发现膝关节活动度及其他测量指标的差异均无统计学意义。Jorgensen等进行了一项前瞻性的随机试验，评估两组接受膝关节单髁置换术治疗的患者，一组随机接受有监督的治疗，另一组接受无监督

治疗。术后第 10 周，有监督组的腿部力量与无监督组相比有明显的增加，然而，其并没有显著性差异。术后 1 年，两组的腿伸展力量是相同的。两组间唯一具有统计学差异的是术后第 10 周，有监督组的步行速度有所提高。该研究认为，有监督的治疗并不优于无监督的家庭治疗。

随着快速康复方案的临床应用和患者教育的完善，住院时间进一步缩短，膝关节单髁置换术逐渐向日间手术演变，日间手术被认为是安全有效的。Gruskay 等报道显示，日间膝关节单髁置换术的比例从 2007 年的 14.5% 增加到 2016 年的 58.1%。这些日间手术患者需严格的术前检查和详细的术前宣教，另外，患者需要有效的镇痛治疗和完善的术后护理。多项研究报道，和传统住院手术相比，膝关节单髁置换术日间手术患者发生并发症的风险更低，早期的临床疗效无显著差异，且能显著的减少经济支出。

对于接受膝关节单髁置换术的患者来说，让患者充分体验"无血、无痛、吃好、睡好"的服务已成为早期快速康复治疗理念的重要组成部分。术后康复治疗为膝关节单髁置换术患者提供了术后宣教，并强化了术后康复的过程和预期，涵盖家庭康复治疗的指导方案可能是膝关节单髁置换术成功之路上的一个至关重要的部分。未来，术后康复将进一步发展，可能包括更多的患者主导的、无监督的治疗。

五、围术期护理

随着加速康复外科理念在关节外科领域不断深入，规范化的围术期管理得以深入人心。为了确保患者能够安全地接受单髁置换术，取得较高满意度的同时在最短的时间出院，单髁置换术的围术期护理不容忽视。

（一）入院后护理

有效筛查和干预有助于降低术后不良事件发生的概率，另外，责任护士主动与患者进行交流和沟通，关心和鼓励患者，减轻患者负面情绪。保持高度耐心并学会倾听患者诉求是

提升患者信任度，帮助其适应从家到医院生活的重要举措。推荐采用视频宣教方式，既可以提高膝关节单髁置换术围术期宣教内容的接受度，便于患者及家属对膝关节单髁置换术的有效性和安全性得到全面认识，还可以做到随时且反复宣教，极大地强化了术前宣教的有效性。

（二）手术中的护理

可对输入的液体进行预热，保持患者术中体温的稳定，还应保证患者的安全与舒适，对于患者的关节及骨骼压迫处，术前可垫敷软垫，防止术中长时间压迫损伤。对患者进行上肢固定时，应避免外展角度过大而出现臂丛神经卡压。

（三）手术后护理

术后恢复正常的食物摄入被认为是快速康复理念的一个重要组成部分。鼓励患者早期自主进食，同时，可以按照患者个体情况，制订个性化饮食方案。避开刺激性、高脂肪食物，做到合理搭配，营养均衡。鼓励患者早期下床功能锻炼，但需注意的是，过量的早期康复运动会导致膝关节疼痛和肿胀，使患者对术后快速康复产生恐惧感。对于术后患膝关节伸直受限的患者，可以适当垫高足跟使膝关节处于"悬空"位，便于膝关节伸直训练，同时，可在责任护士的指导下练习直腿抬高和踝关节背伸等运动，在疼痛耐受范围内指导患者主动屈膝锻炼，嘱患者挂助行器行走活动。

（四）出院前护理

出院前需对患者进行评估，包括独立穿衣、起床、如厕、行走及个人护理（如卫生护理、伤口护理）能力 5 项内容，并建立相应联络人，便于患者有疑问随时联系。出院前告知患者术后注意事项，包括保持伤口干燥、清洁，术后短期内膝关节疼痛、肿胀及膝外侧皮肤麻木属于正常现象，会随时间逐渐缓解。嘱托患者出院后定期随访，如有不适症状，随时来院就诊。

围术期护理管理通过规范疼痛管理流程、完善疼痛评估体系，护士能比较准确地评估患

者的疼痛程度，并记录和反馈给主管医生。护士按时给药镇痛、全程疼痛教育及心理疏导，有效干预患者不良情绪，帮助患者尽早进行功能锻炼。护理部在患者宣教、评估记录疼痛等病程、辅助患者术后康复锻炼及心理疏导等方面，发挥着重要的、不可替代的作用。

参考文献

[1] KNIFSUND J, NIINIMAKI T, NURMI H,et al. Functional results of total-knee arthroplasty versus medial unicompartmental arthroplasty: Two-year results of a randomised, assessor-blinded multicentre trial [J]. BMJ Open 269,2021,11(6):e046731.

[2] BALOCCO A L, CLAES E, LOPEZ A,et al. Selective periarticular blocks for postoperative pain after hip and knee arthroplasty [J]. Curr Opin Anaesthesiol, 2021,34(4):544-552.

[3] ZHANG FY, LIU YB, HUANG H, et al. The impact of IPACK combined with adductor canal block under ultrasound guidance on early motor function after total knee arthroplasty [J].BrazJAnesthesiol,2022,72(1):110-114.

[4] WU SC, HSU CY, LU HF,et al. Earlier is better? Timing of adductor canal block for arthroscopicknee surgery under general anesthesia: A retrospective cohort study [J]. Int J Environ Res PublicHealth,2021, 18(8):3945.

[5] 中国研究型医院协会，中国康复技术转化及发展促进会 . 骨科加速康复试点病种诊疗规范 [M]. 人民卫生出版社 ,2023.

第 8 章　固定平台单髁置换术的并发症

我国症状性膝关节骨关节炎的患病率为8.1%，其中西北地区（10.8%），东部沿海地区（5.5%）相对较低，患病率存在明显的地域差异。在膝关节炎患者的治疗过程中，我们发现青海高原地区藏族的膝关节炎患者发病年龄普遍较早，且病变较严重。膝关节单髁置换术（unicompartmental knee arthroplasty，UKA）是治疗膝关节骨关节炎等病变的有效方法之一，可以有效缓解疼痛、改善功能，具有手术创伤小、康复快、膝关节运动更接近生理状态的优点，中长期疗效满意，10 年生存率在85%～95%，20 年生存率 80%～90%。UKA 出现在 20 世纪 70 年代，但由于早期效果不佳，一度受到冷落，近年由于在手术技术、病例选择，以及假体设计方面的不断完善，该手术在国内外得到了越来越多的骨科医生关注和应用。与全膝关节置换术（total knee arthroplasty，TKA）一样，UKA 也存在不少并发症，且有其独特的特点，若不引起重视，可能会导致手术失败。

UKA 的并发症包括特异性和非特异性，非特异性的并发症包括感染、伤口愈合延迟、关节肿胀、血管损伤。特异性并发症占 UKA 总手术的比例为 5.6%～9.8%。研究发现，UKA并发症在一定程度上均与股胫角不适相关。当UKA 术后的膝关节内翻过大时，容易发生聚乙烯衬垫脱位、聚乙烯衬垫快速磨损、撞击、假体周围骨折。当 UKA 术后的膝关节外翻过大时，容易发生内侧副韧带损伤、对侧间室关节炎进展、金属假体松动。此外，还有不明原因的疼痛。

一、非特异性并发症

（一）感染

感染是关节置换术最严重的并发症，UKA由于组织损伤小、出血少，假体感染风险较全膝关节置换低。导致感染的危险因素很多，如假体磨损产生的碎屑降低了周围组织抵抗力、局部软组织条件差、身体其他部位潜在感染、糖尿病等都是导致感染的危险因素。手术创口感染是引起感染的主要原因之一。手术过程中，由于创口暴露在外界环境中，细菌容易进入创口并引起感染。此外，术后感染可能还与手术室环境、手术器械、术前准备和术后护理等因素有关。在膝关节单髁置换术中，感染可能表现为局部红肿、渗出液增多、疼痛加剧等症状。严重感染可能导致关节功能受限、创口裂开，甚至骨髓炎等严重后果。因此，术前正确选择患者，恰当进行评估，如淋巴细胞计数、白蛋白测定、身体感染灶的排除，对于预防感染非常重要。另外，术中严格无菌操作、术后有效抗生素的合理应用也是预防感染的有效方法。

（二）血管神经损伤

在膝关节单髁置换术中，血管神经损伤是比较罕见但严重的并发症之一。手术过程中，血管神经受到误伤或压迫，可能导致血管破裂、出血和神经功能障碍等并发症。血管神经损伤可能导致术后关节肿胀、局部出血、局部感觉异常、肢体功能障碍等临床症状。为了减少血管神经损伤的发生，手术过程中需要谨慎操作，避免对周围组织造成不必要的损伤。此外，术后的定期随访和康复训练也是预防和治疗血管神经损伤的重要手段。

二、特异性并发症

（一）术后膝关节内翻过度相关的并发症

1. 聚乙烯衬垫脱位　聚乙烯衬垫脱位是UKA术后最常见的并发症，多见于术后2～7个月，占特异性并发症总数的47%～51%。

(1) 原因：衬垫脱位一般都是由于外伤所激发的，也有少数是因为活动方式不当产生的。研究表明，过度屈曲膝关节、膝关节屈伸间隙不平衡、膝关节内翻程度>5°、膝内侧副韧带松弛或损伤、撞击、活动型衬垫、衬垫型号过小或继发于金属假体松动，都是导致衬垫脱位的潜在诱因。

(2) 后果：衬垫脱位会导致明显的疼痛和关节活动障碍，X线片即可明确诊断。

(3) 治疗：应根据发生原因决定方案，内侧副韧带损伤或松弛可以采取对应的手术修补和加固内侧副韧带。撞击可以采用关节镜对撞击产生点作清理术较轻的并发症可以采用更换加大型号的衬垫。较严重的并发症或更换衬垫后仍然发生脱位的患者，可以采取TKA翻修手术。

(4) 预防：很多学者建议手术时适当纠正膝关节内翻畸形。术中注意保护膝内侧副韧带，避免牵拉造成撕裂，更不建议进行松解术。安放假体时注意清除多余的骨水泥和骨赘。衬垫安放后测试膝关节活动，避免内侧间隙过大。

2. 聚乙烯衬垫磨损　聚乙烯衬垫磨损一般在术后6～10年发生，占特异性并发症总数的3.3%～3.7%。

(1) 原因：衬垫磨损与材料质量和股胫角密切相关。研究发现，聚乙烯磨损在固定型衬垫中主要与疲劳和压力相关，在活动型衬垫中主要与耐磨和黏附性相关。

(2) 后果：聚乙烯衬垫磨损后产生微小颗粒，可能进一步导致骨溶解、关节假体松动或诱发对侧间室关节炎进展。

(3) 治疗：如果出现聚乙烯磨损，衬垫替换是一个简单的方法。然而在大多数情况下，转换为TKA翻修是更常见和保险的选择。

(4) 预防：为减少磨损，应该使用高质量聚乙烯衬垫，同时应避免过多内翻畸形。

3. 撞击　撞击可能发生在任何异常存在的骨或软组织，占特异性并发症总数的2%～2.5%。

(1) 原因：如股骨髁后方骨赘清理不彻底，关节滑膜大量增生，交叉韧带水肿，骨水泥脱落，均可能发生撞击。

(2) 后果：撞击可能导致假体松动、假体周围骨折、衬垫脱位、交叉韧带变性或斯裂等情况发生。

(3) 治疗：在早期未引起严重后果时，可以选择的措施主要是关节镜下清理增生的骨赘、滑膜、残留或脱落的骨水泥。而在后期已经有进一步并发症发生时，应当根据进一步并发症的种类，行交叉韧带修补、衬垫更换或TKA翻修术。

(4) 预防：术者需具有熟练的关节外科基本功和丰富的经验，能够尽量去除可能产生撞击的骨赘，尽量避免骨水泥残留，必要时对过度增生的关节滑膜适当清理。

4. 关节假体周围骨折　关节假体周围骨折在术中、术后当天至术后数年随时可能发生，平均发生时间在术后19个月，占特异性并发症总数的5%～6.8%（图8-1）。

(1) 原因：骨折可归因于由各种因素引起的在置换侧近端胫骨上压力负荷过大或胫骨平台抗压载荷减退，如假体型号过小、股胫角不佳、矢状面截骨时胫骨锯片倾斜致截骨过深，而损伤后方皮质骨。局部应力增加或胫骨平台抗压能力减退，都会导致假体下沉骨折。

(2) 后果：关节假体周围骨折的症状和诊断都较容易做出，在X线片上可明确观察到关节间隙的改变和骨折线，查体可发现活动时剧烈疼痛或活动受限。

(3) 治疗：骨折一旦发生，需要根据骨折发生的时间和部位，决定采用的治疗方法。如

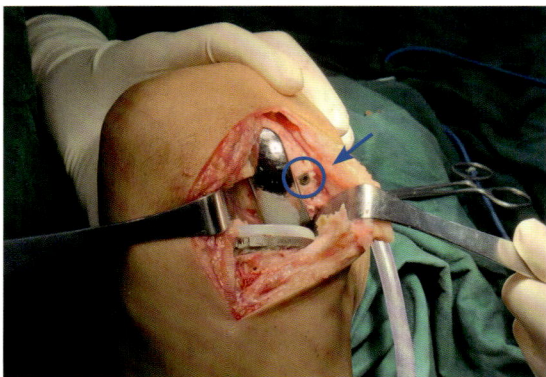

▲ 图 8-1　关节假体周围骨折螺钉固定

果骨折基本无移位，发生时间距离 UKA 时间久，没有并发关节假体松动，可以尝试保守治疗。如果骨折伴有移位，但关节假体没有松动，可以采取切开复位内固定。如果伴有可疑假体松动，应当毫不犹豫选择 TKA 翻修手术。

(4) 预防：术中需仔细操作，小心进行截骨和开槽。针对骨质疏松症患者，选择正确的股胫角尤为重要。

（二）术后膝关节外翻过度相关的并发症

1. 内侧副韧带慢性损伤　内侧副韧带慢性损伤多见于 UKA 所致的张力过度，占特异性并发症总数的 1%～2%。

(1) 原因：国内很少有关于内侧副韧带损伤的报道，国外的研究也仅有少量病例发现，推测其可能与患者自身软组织性质有关，但并没有真正有意义的统计学支持。

(2) 后果：内侧副韧带损伤可能导致进一步并发症，例如，膝关节不稳、衬垫假体磨损或脱位、对侧间室骨关节炎迅速进展等。

(3) 治疗：对于内侧副韧带损伤的治疗，进行常规的修补即可，如果没有严重并发症发生，通常不需要行 TKA 翻修手术。

(4) 预防：避免使用过厚的内侧衬垫假体，减少内侧过度张力。

2. 膝关节对侧间室关节炎进展　膝关节对侧间室关节炎进展的情况也常有发生，占特异性并发症总数的 3.4%～3.8%。

(1) 原因：术中股胫角过度纠正所致的对侧关节负荷明显增加；还有部分病例的原因是由于衬垫假体磨损产生大量聚乙烯颗粒，其刺激滑膜快速增生，进而破坏对侧关节软骨。

(2) 后果：在 UKA 术后出现对侧间室关节炎快速进展并引起一系列症状，影像学可见对侧关节间隙减小、硬化骨和骨赘形成。

(3) 治疗：只要发生了对侧间室关节炎快速进展的情况，使用 TKA 进行翻修将不可避免。

(4) 预防：术者的经验至关重要，术中既要调整内翻畸形防止衬垫脱位，又不可过多调整以引起对侧间室关节炎加重。目前较为一致的观点是行 UKA 时，对股胫角作中性的纠正或者轻度的纠正不足，临床能获得较为理想的结果。

3. 金属假体松动　金属假体松动是发生率仅次于衬垫假体脱位的术后并发症，占特异性并发症总数的 19%～26%。

(1) 原因：导致假体无菌性松动，大多与病例选择、假体材料设计、手术技术等有关，而主要原因可能是术中截骨不精确，股骨髁假体放置略外翻，假体与骨面贴合不够紧密，截骨后打磨不彻底，骨水泥无法坚强固定。术后衬垫磨损，聚乙烯颗粒大量产生，进一步骨溶解，导致假体松动。

(2) 后果：无菌性假体松动会导致关节不稳、衬垫假体脱出、关节畸形复发或加重、关节疼痛和活动障碍。通过 X 线检查很容易诊断，X 线片显示金属假体出现透亮带、假体移位，胫股角改变。

(3) 治疗：一旦发生假体松动，应该立即选择 TKA 翻修。只有在极少数情况下可以选用单纯股骨髁假体更换，但是效果尚不明确。

(4) 预防：为了尽可能减少假体松动，应该选择大小适合的假体和松紧度适宜的衬垫，同样 UKA 应选择适合的患者。对于运动量大、骨质疏松症的患者，会导致假体松动发生率增加。术中应该选择更加精细的截骨方式，如更锋利的摆锯、更平滑的打磨、假体更紧密的贴合。

4. 不明原因的疼痛　不明原因的疼痛一直是关节置换术后一个棘手的难题，占所有并发症总数的 2%～3%。在 1 项关于 UKA 翻修病例的研究中发现，术后长期疼痛原因与假体位置不良、软组织撞击等有关，但是仍然有一部分疼痛无法找到原因。Scott 等研究发现 UKA 术后影像学显示膝内侧骨密度增加，考虑内侧间室负荷过大导致骨硬化，研究认为这是引起术后疼痛的原因之一。Baker 等对英格兰和威尔士登记中心 402 714 例膝关节置换数据分析发现，UKA 术后不明原因膝关节痛是 TKA 的 2.56 倍。有学者推测不明原因的疼痛与不当的膝内侧软组织松解、对侧间室或髌股关节骨关节炎进展有关。根据疼痛的程度和持续时间，在长期使用抗炎镇痛药依然无法缓解或治愈的情况下，所有研究均将 TKA 翻修作为针对不明原因疼痛的唯一治疗方案。

三、综合预防措施

给予患者综合性的预防措施是相当有必要的。手术适应证的决策是非常重要的，对于不适合 UKA 的患者强行列入适合人群，只会导致更高的风险和并发症。对患者要求诊断明确、评估严谨，如存在相对禁忌证和绝对禁忌证，切不可贸然行 UKA。早些年的研究认为理想的 UKA 适应证，应该是关节功能要求较低、体重较轻、单纯内侧间室骨关节炎患者。膝关节活动度应＞90°，关节屈曲挛缩应≤5°，如存在外翻畸形应＜15°，如有内翻畸形应＜10°。Kandil 等对 2005—2011 年 15 770 例膝关节 UKA 患者随访发现，肥胖和病态肥胖患者的并发症发生率较高。与非肥胖患者相比，肥胖和病态肥胖患者的早期翻修率更高。由于术后并发症风险和翻修率的提升，肥胖和病态肥胖的患者接受膝关节单髁置换术更应慎重考虑。其次，术前影像学资料需齐全，根据影像学资料做详细的手术计划，包括测量力线与截骨方案、掌握膝关节周围解剖结构及选择适合患者的假体。Ko 等对比固定型衬垫与活动性衬垫发现，两者总体并发症概率几乎没有差别。在关节假体松动、对侧间室骨关节炎进展和衬垫脱位方面，活动型衬垫发生率更高。而在感染、不明原因的疼痛和衬垫磨损方面，固定型衬垫发生率更高。所以应当根据患者自身情况和生活要求，选择最适合的假体及衬垫种类。对于并发症的治疗，应当根据发生原因和种类，采取尽可能较小创伤的修复措施。而在退无可退的情况下，只能依靠 TKA 来翻修，其始终是有效的。

小结

随着 UKA 手术量逐年增长，人民生活要求的不断提高，膝关节骨关节炎的发病年龄越来越早，微创治疗理念的不断重视，阶梯式手术治疗概念的不断强化，UKA 在临床上必将有更好的应用前景。本章综述了 UKA 术后并发症的原因、治疗及预防，只有加强对其的进一步分析和研究，才能更好地提高 UKA 的疗效和成功率。

参考文献

[1] KYUNG TK, SONG LE, JAE IL, et al. Analysis and treatment of complications after unicompartmental knee arthroplasty[J]. Knee Surg Relat Res, 2016, 28(1):46-54.

[2] ZHANG QD, GUO W, ZHANG Q, et al. Comparison of unicompartmental knee arthroplasty and total knee arthroplasty in the treatment ofunicompartmental osteoarthritis:a meta-analysis[J].Current Orthopaedic practice, 2010, 21:497-503.

[3] KO YB, GUJARATHI MR, OH KJ. Outcome of Unicompartmental Knee Arthroplasty: A Systematic Review of Comparative Studies between Fixed and

Mobile Bearings Focusing on Complications[J]. Knee Surg Relat Res. 2015 Sep;27(3):141-148.

[4] KIM SJ, POSTIGO R, KOO S, et al. Causes of revision following Oxford phase 3 unicompartmental knee arthroplasty[J]. Knee Surg Sports Traumatol Arthrosc. 2014 Aug;22(8):1895-1901.

[5] KANDIL A, WERNER BC, GWATHMEY WF, et al. Obesity, morbid obesity and their related medical comorbidities are associated with increased complications and revision rates after unicompartmental knee arthroplasty[J]. J Arthroplasty. 2015 Mar;30(3): 456-460.

第9章 固定平台单髁置换术失败的原因及翻修

单髁置换术是一种在骨科领域广泛应用的手术技术，主要针对因骨关节炎、创伤或其他原因造成的单关节功能丧失或疼痛难忍的患者进行治疗。该手术的重要性不可忽视，无论是对患者的生活质量改善，还是对医学领域的技术发展，都有着深远的影响。

具体操作流程和技术要点可分为临床和理论两方面来阐述。从临床角度来看，单髁置换术的操作技术要求医生具有高超的手术技巧和丰富的临床经验，包括患者术前评估、手术方案制订、术中操作精细化和术后康复训练等环节。手术过程中，医生需要将病变的骨髁去除，然后将人造关节植入患者骨内，以恢复关节功能。从理论角度来看，单髁置换术的理论基础，主要包括生物力学、材料科学、解剖学等几方面。生物力学原理能够帮助医生更好地理解关节功能和病变机制，从而制订出更为科学的手术方案。材料科学能够为患者提供更为安全和耐用的人造关节。解剖学的深入理解则能够使医生更为精确地定位患者病变部位，从而提高手术成功率。

因此，单髁置换术是一种高度专业化的手术技术，旨在帮助患者恢复关节功能，改善生活质量。它的成功不仅依赖于医生的临床经验和手术技巧，还需要有深入的理论知识作为支撑。然而，尽管单髁置换术具有很高的成功率，但仍有一部分患者的手术会失败。本章将详细讨论单髁置换术失败的原因。

一、单髁置换术失败原因分析

对于单髁置换术失败的原因，我们可以从手术技术、患者情况、术后恢复等多个角度进行深入分析。这种分析不仅有助于我们了解单髁置换术失败的原因，还能为我们提供进行翻修的重要依据。

在一次成功的单髁置换术中，手术技术的精细和准确是至关重要的。首先，手术操作过程中的失误，例如，髁骨的不正确安置，髁骨和骨头的不良匹配，或者髁骨和软组织的不适合，都可能导致术后的失败。其次，术中使用的器械和材料也会影响手术成功率。如果使用的髁骨材料质量不佳，或者手术器械不精确，也可能导致手术失败。最后，术中的无菌操作也是影响手术结果的重要因素。如果手术过程中发生感染，可能会导致髁骨的排斥，进而导致手术失败。

在手术技术的同时，患者的个体情况也是影响单髁置换术成功与否的重要因素。例如，患者的年龄、健康状况、骨质疏松症等因素都可能影响手术的效果。此外，患者的身体反应，例如，对手术的恐惧感，对疼痛的敏感度，对治疗的配合度等，也可能影响手术的效果。

术后恢复阶段的管理也是手术成功与否的重要环节。如果术后的恢复管理不到位，可能会导致手术效果的降低，甚至可能导致手术的失败。例如，术后的康复训练如果过早或过度，可能会导致髁骨的移位或损伤。如果术后的抗感染治疗不够，可能会导致术后感染，进而导致手术失败。

我们将以上分析的结果以图表的形式进行

总结，得出表 9-1 和图 9-1。

通过以上的分析，我们可以了解到，单髁置换术失败的原因是多方面的，每一个环节都可能影响手术的效果。因此，我们需要在术前、术中、术后的每一个环节都要严格把控，以确保手术的成功。

二、失败后的翻修

单髁置换术作为一种部分性膝关节置换术，因其创伤小、康复快等特点，受到了广泛的关注和应用。然而，随着术后时间的推移，一些患者可能会出现术后疼痛、松动、髋关节内翻等问题，需要进行翻修手术，以保障患者的关节功能及生活质量。

（一）适应证

术后翻修的适应证主要包括但不限于以下情况。

1. 人工关节松动或松动趋势明显：原先植入的人工关节出现松动，或者有明显的松动趋势，影响关节的稳定性和功能。

2. 关节内翻或外翻明显：出现关节内翻（即关节向内侧偏移）或外翻（关节向外侧偏移）的情况，导致关节对齐不正常，影响正常的关节功能。

3. 关节不稳定：关节在运动时出现不正常的晃动或不稳定感，严重影响患者的日常活动。

4. 关节间隙变窄或变宽：关节间隙的改变可能会导致关节的不稳定或摩擦增加，影响关节的正常功能。

5. 骨质疏松症或骨折：由于骨质疏松症或骨折等原因，使得原先的人工关节无法保持稳定，需要进行翻修。

6. 其他并发症：如感染、假体材料磨损、假体材料断裂等原因引起的关节功能障碍。

（二）手术技术

术后翻修的手术技术应根据具体病例而定，但一般包括以下步骤。

1. 切口选择：根据病变部位确定合适的切口，通常会沿着原先的手术切口进行延伸，可以最大限度地减少新的创伤并保证手术视野良好。通过切口将皮肤和软组织显露，医疗团队小心翼翼地处理周围的神经、血管等结构，以保证手术安全进行。

2. 移除原有植入物：小心翼翼地将原有的植入物、假体等移除，避免损伤周围组织。

3. 截骨与修复：根据需要进行截骨、矫正，保证关节稳定性。对于股骨、胫骨和髌骨等骨头表面进行清理，以保证新假体的良好固定。

4. 新植入物安置：根据病变情况选择合适的新植入物，进行植入。

表 9-1 单髁置换术失败的原因分析

失败原因	描 述
手术操作失误	如髁骨的不正确安置，髁骨和骨头的不良匹配，或者髁骨和软组织的不适合
器械和材料问题	如使用的髁骨材料质量不佳，或者手术器械不精确
手术中的感染	如手术过程中发生感染，可能会导致髁骨的排斥
患者的个体情况	患者的年龄、健康状况、骨质疏松症等因素
患者的身体反应	对手术的恐惧感，对疼痛的敏感度，对治疗的配合度等
术后恢复管理	如术后的恢复管理不到位，可能会导致手术效果的降低
对侧膝关节问题	膝关节的对侧间室发生骨关节炎而进行全膝关节置换术

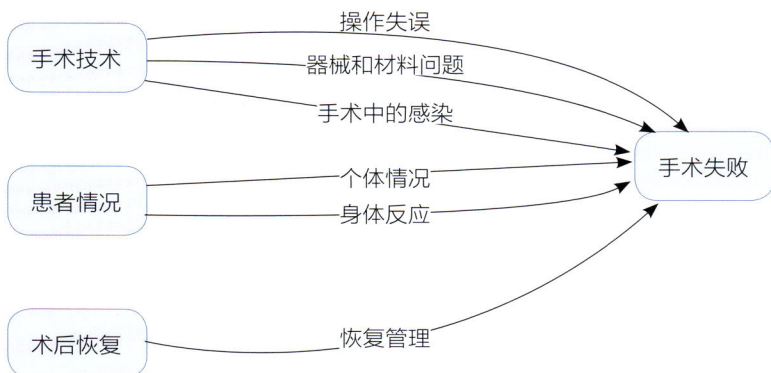

▲ 图 9-1 单髁置换术失败的原因分析图

5. 关节稳定性测试：假体安装结束后应该进行关节稳定性的测试，确保新的假体良好地与周围骨组织结合，保证关节运动正常。

6. 软组织修复：修复周围的软组织，包括肌肉、韧带等，保证关节功能的稳定性。

7. 闭合切口：缝合切口，注意术后创面的护理。

（三）并发症

术后翻修也可能伴随一些并发症，如感染、出血、神经及血管损伤等，及时的诊断和干预。一旦出现并发症，要及时进行诊断，并制订相应的干预方案，以避免其对手术效果的影响。

三、未来研究方向与改进

随着科技的不断发展，医学领域的研究也在持续深入。特别是在单髁置换术及其翻修术方面，未来研究方向和可能改进的重要性日益凸显。

首先，我们需要寻找更有效的预防措施来避免单髁置换术失败，这包括但不限于改进术前评估程序，研究新手术技术和工具，以及优化康复训练方案。这些措施的最终目的是减少患者痛苦，提高单髁置换术成功率和患者生活质量（表 9-2）。

其次，我们需要深化对单髁置换术失败原因的理解。在理论研究中，我们可以从生物力学、材料科学和人体解剖学等多个角度，深入研究单髁置换术的失败机制。在实践研究中，我们可以通过大数据分析，找出单髁置换术失败的共性和特性，为预防失败提供科学依据。

再次，我们需要研发更高效的翻修技术。未来的翻修技术可以从改进翻修工具、翻修手术技术、翻修后康复训练等方面入手。例如，研发具有更高精度的翻修工具，提高翻修术的精度和效率；探索最佳的翻修术步骤和方法，减少并发症的发生；设计更有效的康复训练方案，加速患者的康复过程。

表 9-2 避免翻修的预防措施及方法

预防措施	具体方法
改进术前评估程序	引入更先进的影像学技术，如 3D 打印等，为手术提供更精准的模型
研究新的手术技术和工具	开发新的医疗器械，如智能手术机器人，提高手术精度
优化康复训练方案	结合物理疗法和心理疗法，提供个性化的康复训练

最后，考虑到人口老龄化的趋势，我们需要对老年患者进行特别的关注。研究针对老年患者的特殊置换术和翻修技术，以满足这一人群的特殊需求，是一个具有广泛应用前景的研究方向。

综上，未来的研究方向和可能的改进不仅应关注单髁置换术的技术细节，更应从全局角度出发，深入理解单髁置换术的成功与否的影响因素，提出全面、科学的解决方案，以期推动单髁置换术和相关翻修术的发展，改善患者的生活质量。

参考文献

[1] BEREND KR, LOMBARDI AV JR, ADAMS JB. Unicompartmental knee arthroplasty: a comprehensive review[J]. J Bone Joint Surg Am, 2004;86-A Suppl 2:51-58.

[2] LIDDLE AD, PANDIT H, JUDGE A, et al. Adverse outcomes after total and unicompartmental knee replacement in 101,330 matched patients: a study of data from the National Joint Registry for England and Wales[J]. Lancet, 2014, 384(9952):1437-1445.

[3] PRICE AJ, DODD CA, SVARD UG, et al. Oxford medial unicompartmental knee arthroplasty in patients younger and older than 60 years of age[J]. J Bone Joint Surg Br, 2005, 87(11):1488-1492.

[4] KENDRICK BJ, LONGINO D, PANDIT H, et al. Polyethylene wear in Oxford unicompartmental knee replacement: a retrieval study of 47 bearings[J]. J Bone Joint Surg Br, 2010 Jan;92(1):367-373.

[5] MURRAY DW, PANDIT H, WESTON-SIMONS JS, et al. Does body mass index affect the outcome of unicompartmental knee replacement[J]? Knee, 2013, 20(6):461-465.

第 10 章　固定平台单髁假体胫骨平台的有限元分析

人工关节置换术在骨关节疾病治疗中扮演着重要角色。然而，术后假体与骨骼的固定稳定性对手术成功至关重要。在进行了 400 例单髁置换术之后，我们发现在研究单髁置换术并发症时发现，平台假体失稳的病例中以骨质疏松症患者居多，因此我们设想：加深胫骨平台假体上骨水泥柱的深度会不会增加固定平台单髁假体在胫骨平台上的稳定性。以该设想为基础作本研究，旨在利用有限元分析探讨固定平台单髁假体在胫骨平台上的稳定性，并为手术设计提供科学依据。本研究实验数据由"嘉思特医疗器材（天津）股份有限公司"提供。

一、材料与方法

1. **模型建立**　采用计算机辅助设计软件 Workbench 18.2 建立了固定平台单髁假体与胫骨的三维模型。胫骨模型基于医学影像学数据重建，采用钛合金作为假体材料（图 10-1 至图 10-5）。

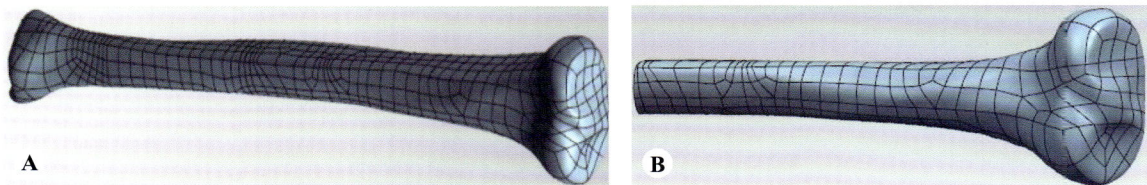

▲ 图 10-1　胫骨模型
A. 完整胫骨模型；B. 截取后包含胫骨平台的模型

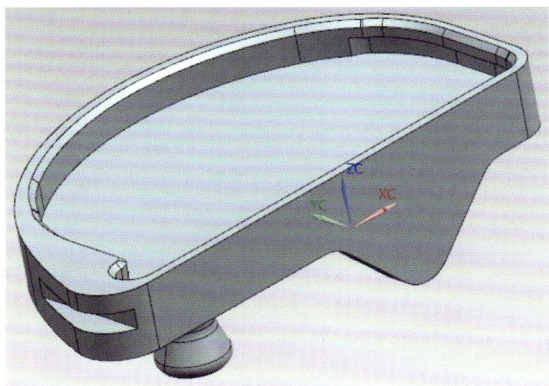

▲ 图 10-2　固定平台

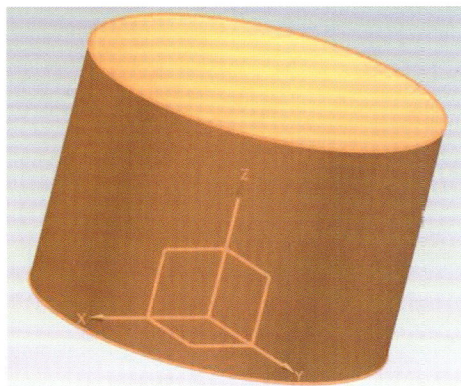

▲ 图 10-3　水泥桩

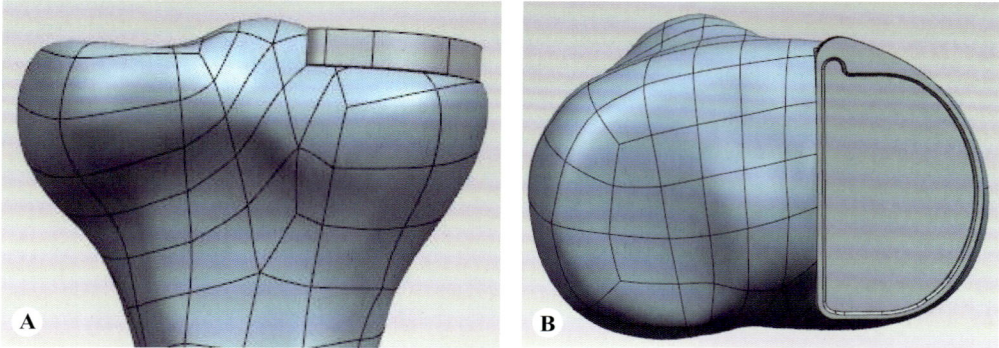

▲ 图 10-4　胫骨与固定平台装配体
A. 正视图；B. 俯视图

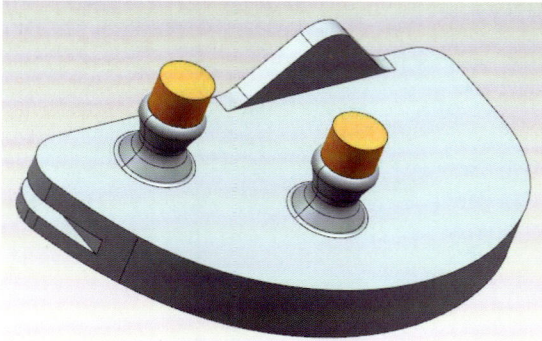

▲ 图 10-5　固定平台与水泥桩装配体

2. 边界条件与载荷施加　模拟了生理载荷条件下的正常行走状态，将载荷施加在关节表面，模拟实际应力环境。截去胫骨远端及部分骨干，保留胫骨平台。为更大程度还原膝关节生理结构，设置固定平台假体与水平面夹角为5°。在模型底部施加固定约束，对底面所有方向进行全约束，胫骨上表面施加 1000N 载荷，方向垂直向下，用以模拟正常成人双足站立时膝关节处生理载荷，其中根据生理分布，载荷分别为 60% 与 40% 均匀分布于胫骨内侧平台与外侧平台以最大程度模拟生理状态，边界条件如图 10-6 所示。三种情况边界条件完全一致。

3. 材料属性与接触条件　采用文献报道的钛合金材料力学性能参数（表 10-1），并考虑了假体与胫骨之间的接触条件。网格划分对于

有限元分析至关重要，直接影响解算的精度和速度，网格数目见表 10-2。

查阅资料 PALACOS 骨水泥弹性模量为2.3GPa，丙烯酸树脂骨水泥弹性模量为 2GPa，骨水泥弹性模量约为皮质骨 1/8，因此取水泥桩弹性模量 2.1GPa。

二、结果

1. von Mises 应力　von Mises 应力是一种用来评估材料在复合应力状态下的变形行为的重要参数。它是 von Mises 应力的三维扩展，也是一种等效应力的概念。在三维情况下，材料会受到正应力（拉伸或压缩）和剪切应力（在不同方向上的剪切力）的组合作用。为了更好地理解材料的变形情况，通常会使用 von Mises 应力来代表这个复合应力状态的等效应力。通过计算 von Mises 应力，可以将复杂的应力状态简化为一个单一的值，从而更容易进行材料强度和稳定性的评估。

三种情况最大值、最小值位置相同，经过与前两种情况对比，有水泥桩时胫骨 von Mises应力最小（图 10-7 和图 10-8）。

2. 第一主应力　第一主应力是指在复合应力状态下，材料中发生最大正应力的方向和数值。它是在材料内部的一个特定方向上的最大拉伸或压缩应力。它能够提供关于材料在特定方向上的最大强度情况，这对于设计和评估结

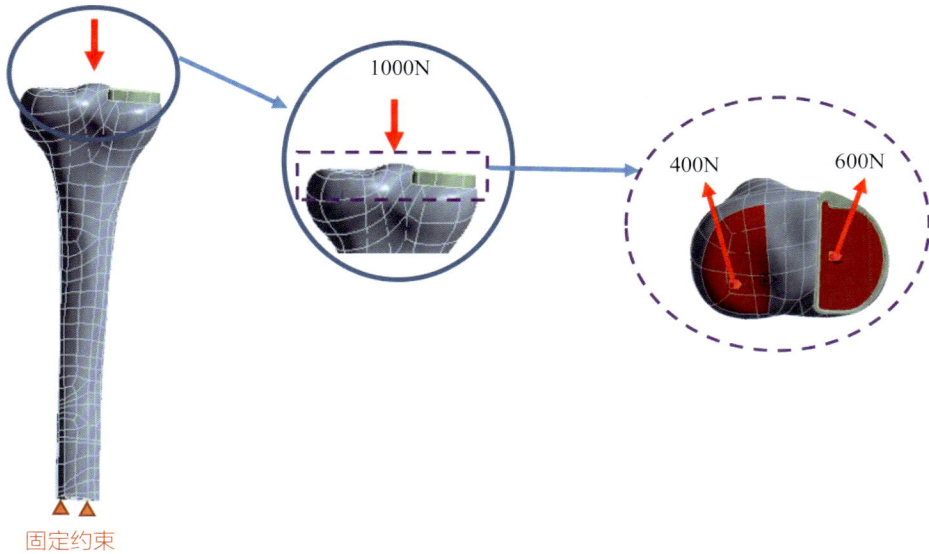

▲ 图 10-6　胫骨平台边界条件

表 10-1　材料参数

	弹性模量（GPa）	泊松比
皮质骨	15	0.33
松质骨	0.12	0.33
固定平台	200	0.3
水泥桩	2.1	0.3

表 10-2　网格数目

	无固定柱	固定柱	固定柱 + 水泥桩
皮质骨	369 043	369 043	369 043
松质骨	488 102	488 214	487 324
固定平台	35 177	38 344	38 344
水泥桩	0	0	1464 × 2
共计	892 322	895 601	897 639

构的安全性至关重要。通过分析第一主应力，可以确定材料在特定方向上的承载能力，以确保结构在实际使用条件下不会超过其材料的极

限强度。

当固定平台固定柱下有水泥桩时第一主应力最小（图 10-9 和图 10-10）。

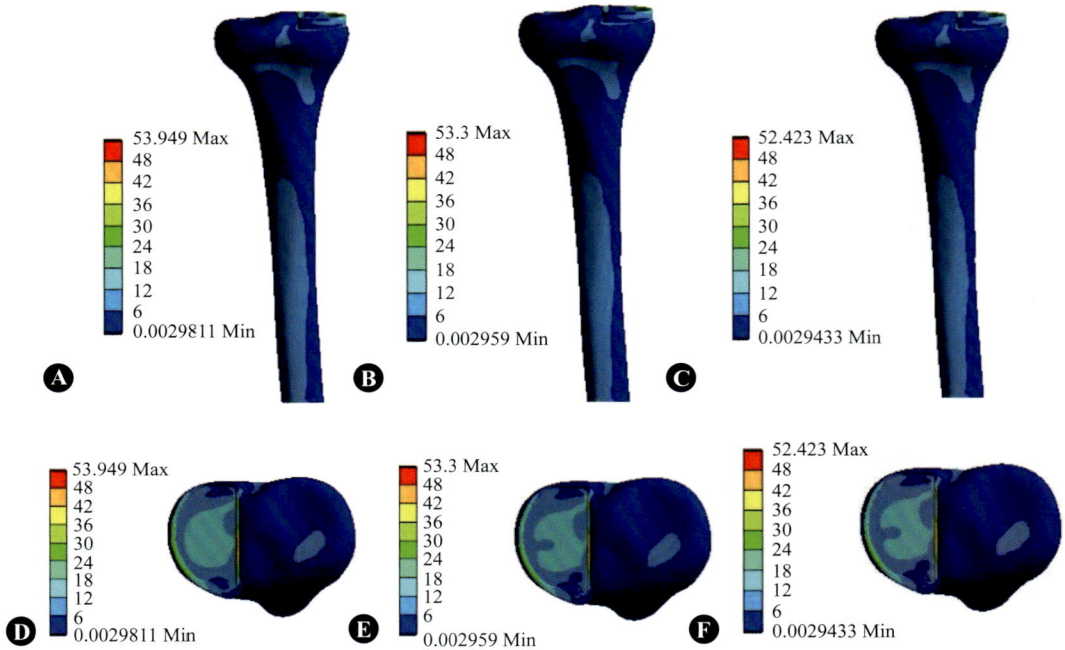

▲ 图 10-7　假体胫骨平台 von Mises 应力云

A. 无固定柱正视；B. 有固定柱正视；C. 固定柱＋骨水泥正视；D. 无固定柱俯视；E. 有固定柱俯视；F. 固定柱＋骨水泥俯视

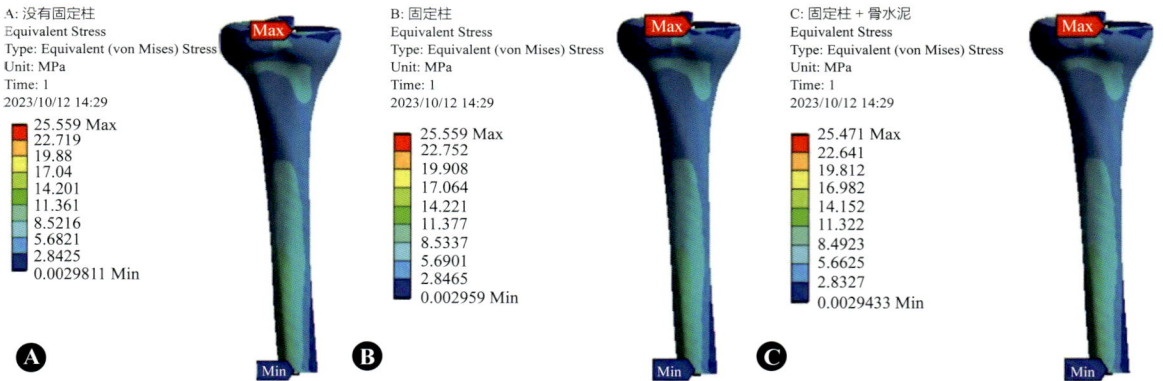

▲ 图 10-8　胫骨 von Mises 应力云

A. 无固定柱；B. 有固定柱；C. 固定柱＋骨水泥

3. 应变　应变是指材料在受到外部加载或变形作用下的变形程度。它描述了材料内部的相对位移和形变情况。通过分析应变，可以得知在特定载荷或加载条件下，材料的变形程度、扭曲程度等情况，从而评估结构的稳定性、安全性和性能。

当固定平台固定柱下有水泥桩时胫骨应变最小（图 10-11 和图 10-12）。

三、讨论

固定平台单髁假体的有限元分析结果表明，有骨水泥桩的平台在不同负荷条件下都具

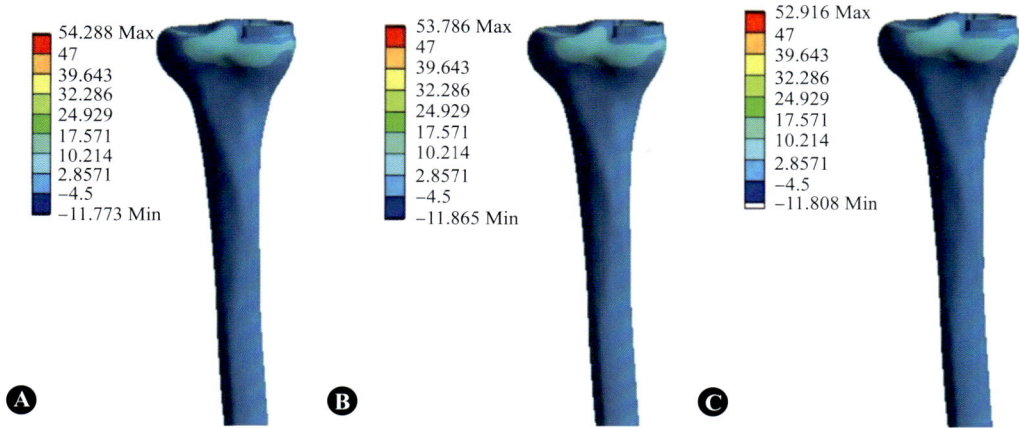

▲ 图 10-9　假体胫骨平台第一主应力云
A. 无固定柱；B. 有固定柱；C. 固定柱 + 骨水泥

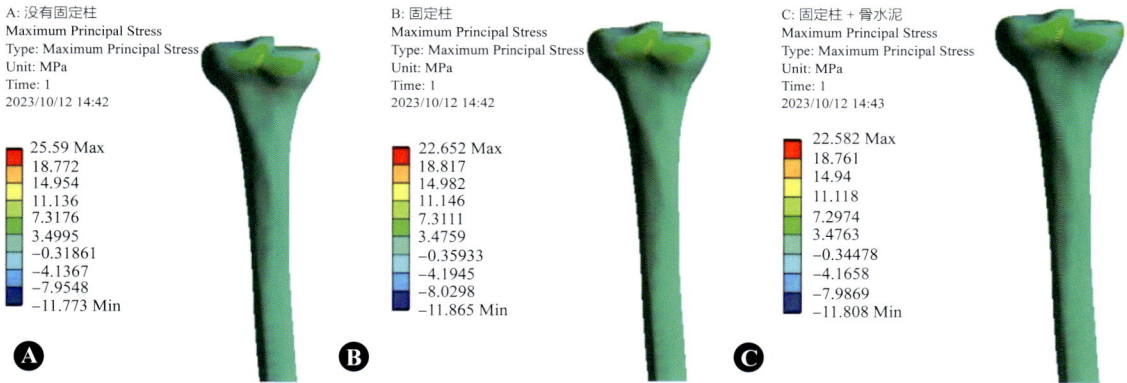

▲ 图 10-10　胫骨第一主应力云
A. 无固定柱；B. 有固定柱；C. 固定柱 + 骨水泥

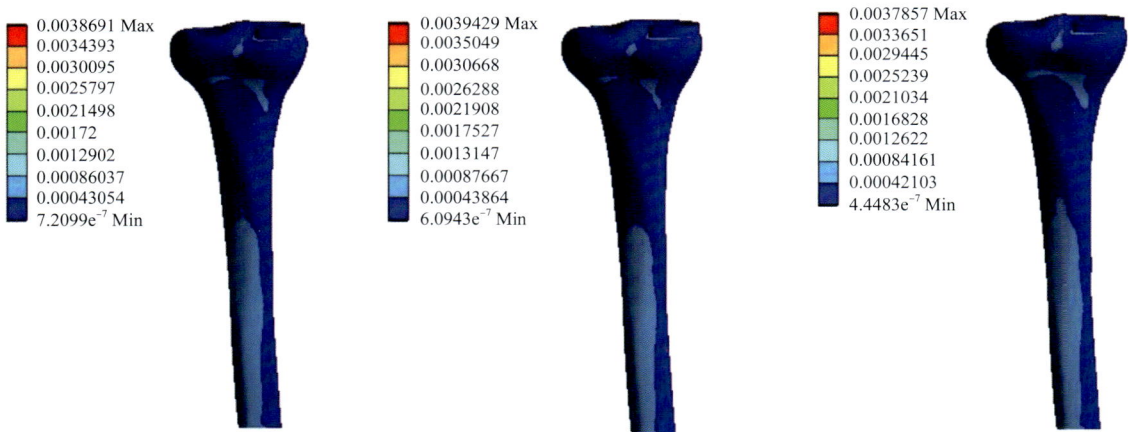

▲ 图 10-11　假体胫骨平台应变云
A. 无固定柱；B. 有固定柱；C. 固定柱 + 骨水泥

A: 没有固定柱
Equivalent Elastic Strain
Type: Equivalent Elastic Strain
Unit: mm/mm
Time: 1
2023/10/12 14:48

0.0038691 Max
0.0034394
0.0030096
0.0025798
0.00215
0.0017202
0.0012905
0.00086069
0.00043092
$1.1413e^{-6}$ Min

B: 固定柱
Equivalent Elastic Strain
Type: Equivalent Elastic Strain
Unit: mm/mm
Time: 1
2023/10/12 14:49

0.0039429 Max
0.0035049
0.003067
0.002629
0.002191
0.001753
0.0013151
0.00087709
0.00043912
$1.1421e^{-6}$ Min

C: 固定柱 + 骨水泥
Equivalent Elastic Strain
Type: Equivalent Elastic Strain
Unit: mm/mm
Time: 1
2023/10/12 14:49

0.0037857 Max
0.0033652
0.0029447
0.0025242
0.0021037
0.0016832
0.0012627
0.00084215
0.00042164
$1.1384e^{-6}$ Min

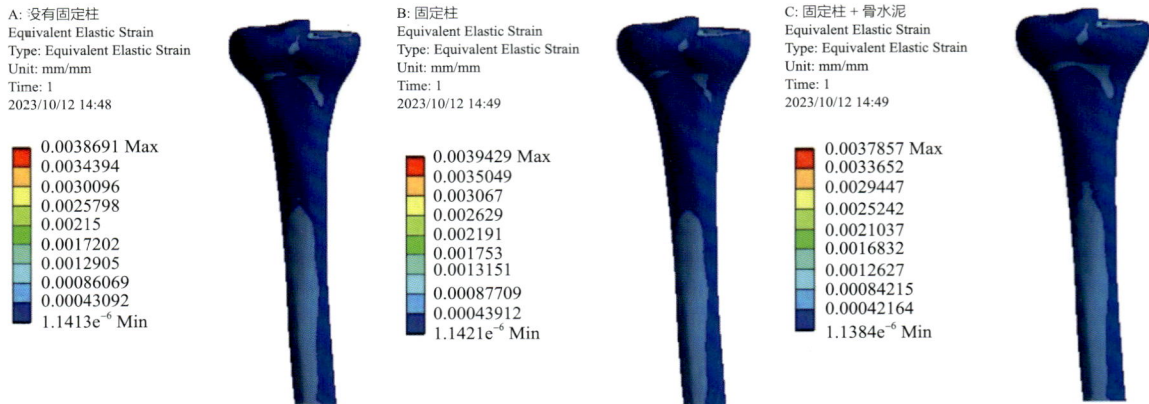

▲ 图 10-12　胫骨应变云
A. 无固定柱；B. 有固定柱；C. 固定柱 + 骨水泥

有较好的力学性能。这对于评估手术成功的关键因素之一，即假体与骨骼的稳定性，提供了有力的支持。

基于此项实验，我们提出对单髁置换术技术改进的设想。

1. 减少胫骨截骨，增加胫骨托的型号，增大支撑力。这可以为后期翻修为 TKA 做保留骨量的准备。

2. 减少使用胫骨托与延长杆并增加股骨截骨的设计部件。

3. 由于现有的聚乙烯垫片受力时限制了负荷的分散效能，导致垫片磨损发生，因此无论是固定平台还是活动平台，聚乙烯垫片的有效设计与改进都是非常有必要的。需要设计一种垫片，既保持现有的功能，又在膝关节活动时压应力在垫片上有效分散，从而减少垫片的磨损。

四、结论

人体站立时三种情况下，当固定平台固定柱下有骨水泥桩时胫骨 von Mises 应力、第一主应力和应变均小于其余两种情况。因此，有骨水泥桩的胫骨变形更小，受力比另外两种结构的胫骨更稳定，更有利于体质肥胖、骨质疏松症患者。这项研究为人工关节置换术提供了重要的参考依据，有助于改进手术的成功率和患者的长期健康。未来的研究可以进一步优化材料选择、假体设计和手术技术，以提高人工关节置换术的效果。

五、在手术中的应用

基于以上结论，应用于手术中，在临时固定接骨板中钻 2 个固定栓孔后，使用骨锤及脚凳的尾端加深胫骨的 2 个固定栓孔（图 10-13 至图 10-15）。

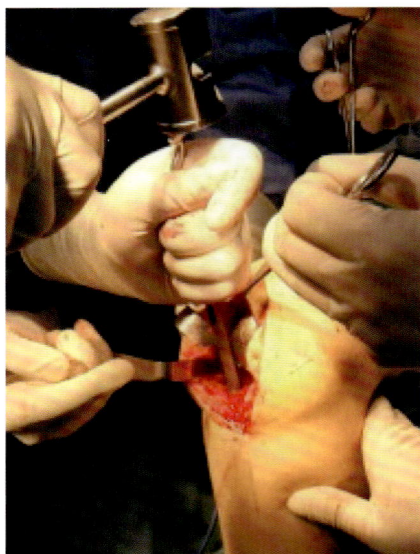

▲ 图 10-13　加深胫骨的固定栓孔

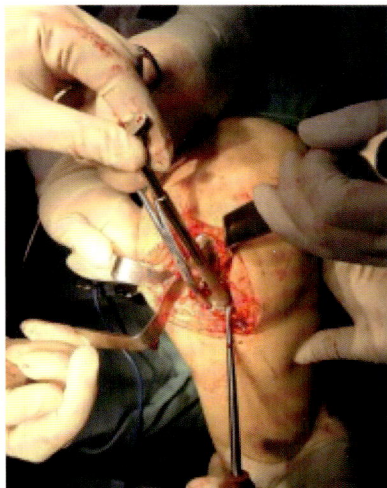

▲ 图 10-14 加深胫骨的固定栓孔后的深度

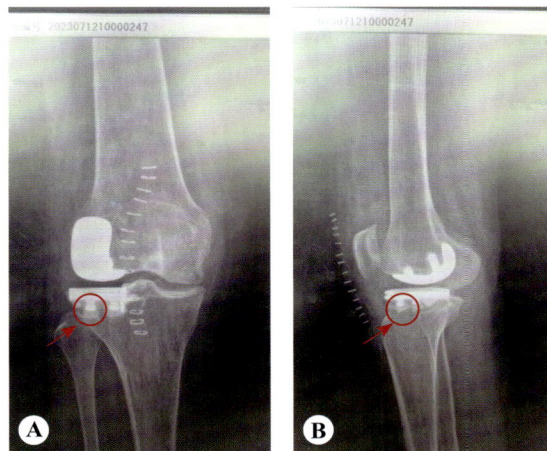

▲ 图 10-15 **A.** 加深胫骨的固定栓孔后的正位 **X** 线片，箭所指为加深部分；**B.** 加深胫骨的固定栓孔后的侧位 **X** 线片，箭所指为加深部分

参考文献

[1] ZHANG ZH, QI YS, WEI BG, et al. Application strategy of finite element analysis in artificial knee arthroplasty[J]. Front Bioeng Biotechnol, 2023 May 17;11:1127289.

[2] XIONG H, ZENG Y, SI H, et al. Research progress on finite element analysis of unicompartmental knee arthroplasty in medial knee compartmental osteoarthritis[J]. Zhongguo Xiu Fu Chong Jian Wai Ke Za Zhi, 2021 Jun 15;35(6):781-785. Chinese.

[3] DANESE I, PANKAJ P, SCOTT CEH. The effect of malalignment on proximal tibial strain in fixed-bearing unicompartmental knee arthroplasty: A comparison between metal-backed and all-polyethylene components using a validated finite element model[J]. Bone Joint Res, 2019 Mar 2;8(2):55-64.

[4] RITTER MA, MENEGHINI RM. Twenty-year survivorship of cementless anatomic graduated component total knee arthroplasty[J]. J Arthroplasty, 2010 Jun;25(4):507-513.

[5] NIE Y, YU Q, SHEN B. Impact of Tibial Component Coronal Alignment on Knee Joint Biomechanics Following Fixed-bearing Unicompartmental Knee Arthroplasty: A Finite Element Analysis[J]. Orthop Surg, 2021 Jun;13(4):1423-1429.

第 11 章　高原地区单髁置换术患者的围术期护理

快速康复外科理念是我们高原地区膝关节单髁置换术患者的围术期护理管理的基石。高原地区少数民族聚居导致的语言不通畅，给围术期护理带来了一定的难度。护理人员需要掌握更多的临床护理知识，提升与病患的沟通技巧，优化患者围术期管理，为患者尽早康复提供更加人性化的护理。

一、术前护理

1. 术前评估　评估患者的全身营养状况根据患者具体情况术前遵医嘱纠正贫血及低蛋白血症；高血压、糖尿病等慢性病术前应得到控制；类固醇及免疫抑制药在术前逐渐减量和停用。

2. 心理护理　术前心理护理是患者术后顺利康复的重要环节之一。患者及家属对该项手术不了解，难免会存在紧张和恐惧心理，担心术后并发症及手术效果。因此，术前在全面了解病情的基础上与患者及家属沟通，根据患者及家属的文化层次给予答疑，同时可以向患者讲解手术成功的病历，给予患者心理上的支持，术前请家属陪伴、安抚患者，从而取得患者良好的配合，以保证手术的顺利实施。

3. 术前肌肉训练　目的在于让患者了解术后康复的一般程序，尽可能增强股四头肌及腘绳肌的肌力，增加关节活动度。方法为主动膝关节屈伸活动（抗阻和不抗阻），指导患者取仰卧位或卧位，患肢伸直，缓慢屈伸膝关节。因术前训练时会伴有疼痛，所以要求不必太高，以免影响术后患者康复的信心。

4. 床上大小便训练　由于患者术后需卧床，术前指导患者在床上练习使用便器，教会正确使用腹压，排空大小便，减少残余尿量，避免尿路感染。

5. 深呼吸及有效咳嗽训练　任何手术后，患者肺部都可能出现液体积聚，深呼吸及有效的咳嗽排痰能防止肺炎发生。

6. 指导使用拐杖或助行器　术后须使用拐杖或助行器，术前应指导患者正确使用方法，为术后使用做好准备。

7. 控制体重　应告知肥胖患者控制体重，预防骨质疏松症，避免膝关节术后负重过多。

二、术后护理

1. 监护　高龄患者术后使用心电监护仪严密监测患者生命体征，直至患者生命体征平稳。

2. 预防血栓

(1) 早期活动：术后患者应尽早开始适度运动和活动，以促进血液循环，包括床上活动、坐起、站立和缓慢行走，根据患者病情制订合适的活动计划。如患者术后早期活动情况不乐观，可将下肢抬高置于软垫上，膝关节屈曲45°，以促进静脉、淋巴的回流，减轻肿胀，防止下肢静脉血栓形成。

(2) 深静脉血栓预防：①按摩和主动/被动运动，定期进行患者的下肢按摩，或者进行主动/被动的下肢运动，以促进血液循环，减少血栓的风险。②使用抗凝药物，根据医生的建议，有些患者可能需要接受抗凝药来减少血液的凝固性。

(3) 外科手术患者的弹力袜：在一些手术患者中，穿戴弹力袜可以帮助减少深静脉血栓的风险，通过增加下肢静脉血流速度。

(4) 液体管理：保持患者良好的液体状态有助于减少血液黏稠度，降低血栓形成的风险。但要注意，过度的液体负荷也可能导致其他并发症，因此需根据患者的具体情况调整。

(5) 监测凝血功能：定期监测患者的凝血功能，特别是对于有潜在出血或血栓风险的患者。这有助于及时调整治疗方案，预防血栓的形成。

(6) 教育患者：向患者和家属提供关于血栓形成的风险和预防措施的教育，包括术后活动、药物使用、合理液体摄入等。

(7) 个体化的预防策略：不同类型的手术和患者的特定情况可能需要个体化的预防策略。手术前评估患者的血栓风险，并根据评估结果制订相应的预防计划。

3. 给予高蛋白、高维生素、高钙食物　患者热量摄入不宜过多，营养必须充足，提倡少食多餐，每日饮水 1000～1500ml，有慢性疾病的患者应根据需要适当调整。

4. 加强心理护理　术后的心理护理是患者康复过程中至关重要的一部分，因为患者的情绪状态可以直接影响身体的康复进程。以下是一些建议，有助于提供有效的手术后心理护理。

(1) 沟通和信息共享：向患者提供关于手术过程、康复期望和可能的并发症的清晰信息。透明沟通可以减少患者的焦虑和恐惧感。为患者提供机会提出问题，并确保他们对手术和康复过程有足够理解。

(2) 情绪支持：认可患者的情绪反应，包括焦虑、恐惧、沮丧等。提供情感支持，并鼓励患者表达他们的感受。定期询问患者的心理状态，以确保及时发现并处理任何心理健康问题。

(3) 家庭支持：向患者提供家庭支持资源，鼓励他们与家人或朋友分享感受，以促进更好

的情绪应对。家人的理解和支持对于患者康复过程至关重要。

(4) 疼痛管理：有效的疼痛管理有助于提高患者的舒适感，减轻焦虑和紧张情绪。向患者详细解释关于疼痛管理计划的信息，确保他们理解并参与其中。

(5) 康复目标的设定：与患者一起制订明确的康复目标，帮助他们专注于积极的康复方向。分阶段设定小目标，逐步实现，以增强患者的信心和自尊心。

(6) 促进积极的活动：鼓励患者参与适度的身体活动，根据医嘱逐渐增加运动强度。提供心理支持，帮助患者克服任何可能影响他们参与康复活动的障碍。

(7) 定期随访：定期进行心理健康随访，以评估患者的情绪状态和心理需求。在发现任何问题时，提供专业的心理咨询和支持。

(8) 饮食和睡眠管理：鼓励患者保持良好的饮食和睡眠习惯，这对于心理健康和身体康复都至关重要。

术后的心理护理需要个体化，因为每个患者的情况都是独特的。与患者建立积极的沟通和信任关系，以更好地理解他们的需求，提供全面的支持。同时，紧密协作与专业心理健康专业人士，以确保患者得到适当的心理护理。

5. 切口护理

(1) 密切观察切口辅料，保持辅料清洁、干燥。如有渗出应及时协助医生换药，严格执行无菌操作。

(2) 对放置引流管的患者，应注意确保引流管的通畅，妥善固定，在拔除引流管前并记录每 24 小时引流液颜色、性状及引流量。这样操作以便医生及时掌握术后出血量、切口及关节内部出血、感染等情况。

(3) 术后 6h 内，膝关节上置冰袋冷敷，使局部血管收缩，血流量减少，血管通透性改变而减少渗出，以减轻和防止水肿，缓解肌肉痉挛。

(4) 膝关节使用弹力绷带固定，应注意松

紧适宜，同时注意观察患肢趾端血供、感觉、运动情况。

三、功能锻炼

术后患者必须进行有效的康复训练，康复训练的效果直接影响患者膝关节功能。但需要切记如果患者出现高烧、伤口严重出血、肢体严重肿胀，有血栓形成时，不能进行康复训练。

1. 术后第 1 天 鼓励患者早期下床活动，如果患者疼痛较重不主张活动关节，此时可以抬高患肢，尽可能地主动伸屈踝关节和趾间关节，进行踝泵功能锻炼，慢慢将足尖向上勾起使足面绷直，每隔 1 小时进行 3～5min，术后开始直到康复。转动踝关节由内向外转动，每天 3～4 次，每次重复 5 遍。同时进行股四头肌等肌肉收缩训练，平躺在床上，踝关节下垫枕头，绷紧大腿前侧肌肉，膝关节尽量伸直，并将膝关节用力向床的方向压，保持这种姿势 5～10s，然后放松 5～10s，如此反复，每组做 30 次，每日坚持做 3 组，通过以上锻炼促进血液回流，防止血栓形成。

2. 术后 2～4 天 患者的疼痛已明显减轻，此时，康复锻炼的主要目的是加强膝关节屈膝练习，促进膝关节的活动，膝关节屈伸活动范围应达到 0°～90° 以上。可以使用 CPM 机进行关节活动度的训练。如不使用 CPM 机的患者，在医生的指导下通过床上膝关节的屈伸活动。床边膝关节的屈伸锻炼。床上侧身膝关节屈伸活动功能锻炼，必要时医生可采用被动关节活动防止关节僵硬，改善关节活动度，减轻疼痛，促进伤口愈合，降低手术下肢深静脉血栓的发生率。同时可加强直腿抬高训练，患者平躺在床上，伸直双下肢，交替将两腿抬离床面，能抬高 15cm，抬到最高位置时保持 10s 然后轻轻放下。可以开始练习下床站立并平地行走，开始站立时头晕需要有人陪伴，最好是主管医生和责任护士辅助。

3. 术后 5～7 天 根据患者耐受程度加大屈曲练习的角度，膝关节屈曲一定在 90° 以上。为避免血栓的发生，不要放松踝泵的练习。使用拐杖或助行器加强自理活动的能力，但要注意安全。可每天进行下蹲锻炼，此项康复锻炼应在医生的指导下进行。

4. 术后 2～9 周 主要进行股四头肌和胭绳肌的力量训练。继续加强以上练习，直腿练习，半蹲练习。同时，保持关节活动度的训练。为患者恢复正常功能进行准备。主要方法为患者坐在床边，主动伸直小腿多次，循序渐进。患者坐在床上，膝关书下垫一枕头，使膝关节屈曲，然后主动伸直。患者站立位，主动屈膝，练习胭绳肌。行走和上下楼本身也是对肌肉和关节功能的一种康复锻炼，增加爬楼梯的次数和时间，增加膝关节的灵活性。

5. 术后 10 周左右 可弃拐行走，恢复日常生活活动。

四、出院指导

1. 教会患者及家属训练方法，同时配合全身关节的运动，如散步、上下楼等。这样，不仅使膝关节得到锻炼，同样可使全身得到锻炼，增强体质，训练中避免剧烈运动，不要做跳跃和急转运动，防止关节损伤。

2. 保证营养的摄取，预防关节感染如果身体受到感染，则细菌有机会随血液流入人工关节内，导致关节发炎。

3. 按时复查术后 1 个月、3 个月、6 个月、1～2 年，不适随诊。

参考文献

[1] KANG Y, LIU J, CHEN H, et al. Enhanced recovery after surgery (ERAS) in elective intertrochanteric fracture patients result in reduced length of hospital stay (LOS) without compromising functional outcome[J]. J Orthop Surg Res, 2019 Jul 9;14(1):209.

[2] DEDEYNE L, DESCHODT M, VERSCHUEREN S,

et al. Effects of multi-domain interventions in (pre) frail elderly on frailty, functional, and cognitive status: a systematic review[J]. Clin Interv Aging, 2017 May 24;12:873-896.

[3] WANG J, CHEN K, LI X, et al. Postoperative adverse events in patients with diabetes undergoing orthopedic and general surgery[J]. Medicine (Baltimore), 2019 Apr;98(14):e15089.

[4] SCHERRER CB, MANNION AF, KYBURZ D, et al. Infection risk after orthopedic surgery in patients with inflammatory rheumatic diseases treated with immunosuppressive drugs[J]. Arthritis Care Res (Hoboken), 2013 Dec;65(12):2032-40.

[5] LOHMANDER LS, PELTONEN M, ANDERSSON-ASSARSSON JC,et al. Bariatric surgery, osteoarthritis and arthroplasty of the hip and knee in Swedish Obese Subjects-up to 31 years follow-up of a controlled intervention study[J]. Osteoarthritis Cartilage, 2023 May;31(5):636-646.

第 12 章 病例汇报

膝关节疾病一直是困扰许多患者的健康问题，特别是在关节炎等疾病的情况下，疼痛和功能受限常成为患者的主要困扰。膝关节单髁置换术（unicompartmental knee arthroplasty，UKA）作为一种重要的治疗手段，对于恢复患者的生活质量和活动功能起到了积极的促进作用。

本章病例汇报聚焦于膝关节单髁置换术的实际应用和临床成果。我们将分享一系列具有代表性的病例，通过对其病史、临床表现及手术过程的详细分析，旨在为大家呈现一个全面而清晰的过程。这些病例的选取经过了严谨筛选，旨在为医学界的同仁们提供一个有益的参考，促进我们在高原地区膝关节疾病治疗方面的共同探讨和进步。

在本章分享的病例中，扩大了手术适应证，均为较严重的膝关节骨关节炎进行固定平台单髁置换术的病例，并且在术后 X 线片复查、关节活动、患者主观感受等方面均取得较好的效果，希望各位同仁批评指正。实践证明，固定平台单髁置换术不再局限于单间室、低体重、轻度畸形等，也可以是复杂的膝关节骨关节炎治疗的选择之一。但对于初学者而言，严格把握固定平台单髁置换术的适应证是非常有必要的。术后患者的随访需要负重位 X 线片、膝关节正侧位片，但因医疗发展的局限性，有部分经典病例很难做到随访的完整性。

病例 1

【病例简介】女性，68 岁，患者术前双侧膝关节活动明显受限，屈曲畸形，X 线片显示双侧膝关节内大量游离体，行双侧固定平台单髁置换术，术中基本将游离体全部取出，术中

及术后的膝关节屈曲受限消失。

【主诉】双侧膝关节疼痛 20 年，屈曲活动受限。

【诊断】双膝关节骨关节炎。

【影像学资料】

1. 术前影像资料（图 12-1 和视频 12-1）。

2. 术前 X 线片（图 12-2）。

3. 术中照片（图 12-3）。

4. 术后 X 线片（图 12-4）。

5. 术后 1 年复查 X 线片及活动视频（图 12-5 和视频 12-2）。

病例 2

【病例简介】女性，60 岁，体重 95kg。该患者为肥胖伴膝关节炎，行双侧固定平台单髁置换术，术后患者感觉良好，复查 X 线片未出现术后并发症。肥胖不是单髁置换术的适应证，但我们团队对该类患者术后进行随访发现，术后并发症发生率与非肥胖患者相比差异不大。但对于年轻医生及初学者，应根据手术适应证进行手术操作。

【主诉】反复双膝关节疼痛 10 年，加重伴活动受限 3 个月。

【诊断】双侧膝关节骨关节炎；高血压（Ⅲ级极高危组）。

【影像学资料】

1. 术前外观照（图 12-6）。

2. 右膝关节术前 X 线片（负重位）（图 12-7）。

3. 2022 年 6 月行右侧 UKA，术中照片（图 12-8）。

4. 术后复查右膝关节 X 线片（图 12-9）。

5. 术后半年复查右膝关节 X 线片（图

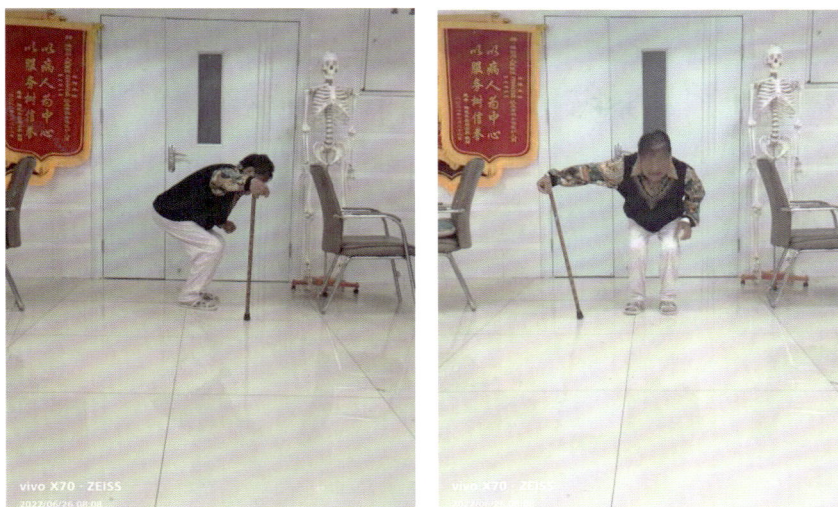

▲ 图 12-1　病例 1 术前图片

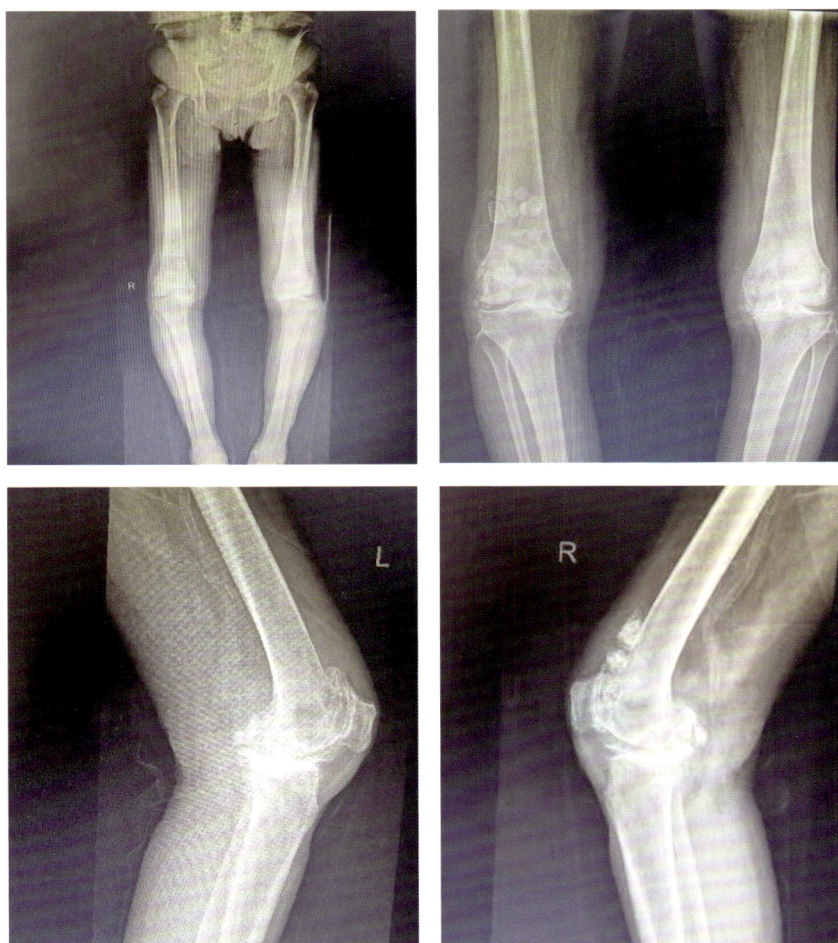

▲ 图 12-2　病例 1 术前 X 线片

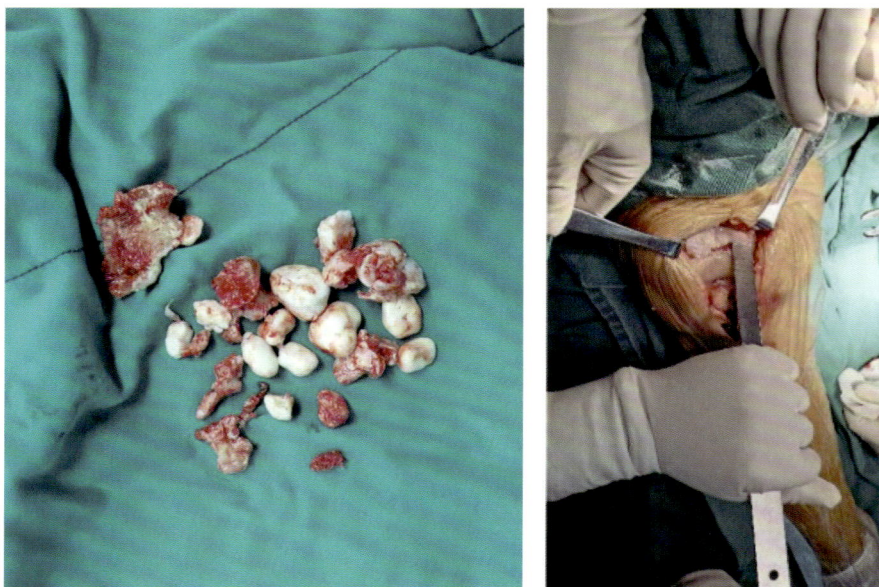

▲ 图 12-3　病例 1 术中照片

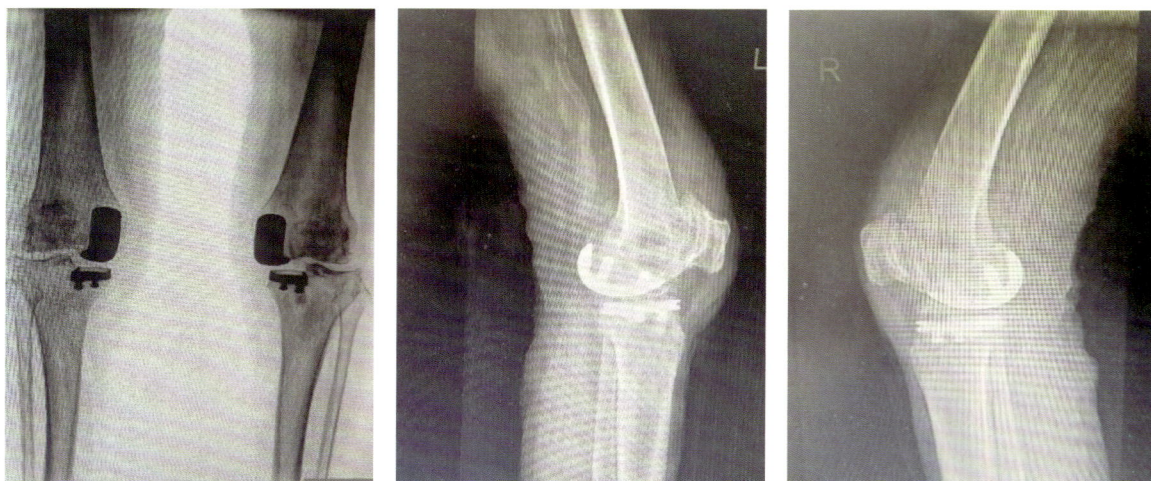

▲ 图 12-4　病例 1 术后 X 线片

12-10）。

6. 左膝关节术前 X 线片（负重位）（图 12-11）。

7. 2023 年 4 月行左侧 UKA，术后复查左膝关节 X 线片（图 12-12）。

8. 术后 1 年复查左膝关节 X 线片（图 12-13）。

9. 术后 1 年，双膝关节无明显疼痛，双

侧膝关节伸直及屈曲功能良好，肌力正常。患者恢复日常体力劳动，嘱患者减轻体重，门诊随诊。患者现双膝关节外观及膝关节活动（图 12-14）。

病例 3

【病例简介】男性，65 岁，患者严重内翻畸形，同时行双侧固定平台单髁置换术，术中内侧平台截骨厚度明显变小。术后 1 年随访时

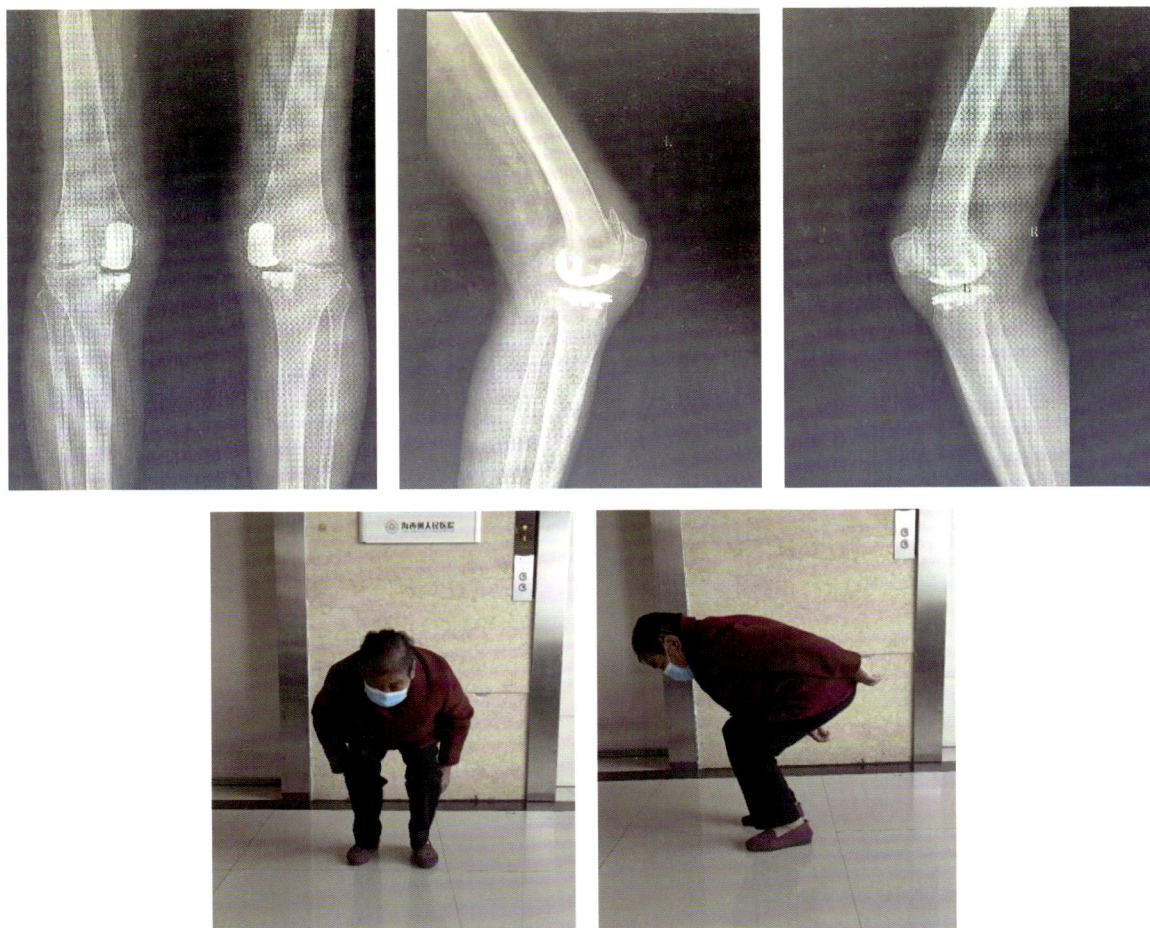

▲ 图 12-5 病例 1 术后 1 年复查 X 线片及照片

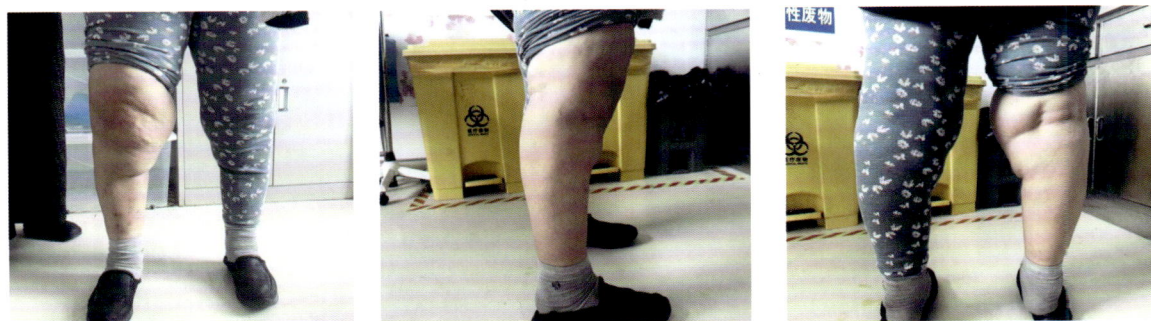

▲ 图 12-6 病例 2 术前外观

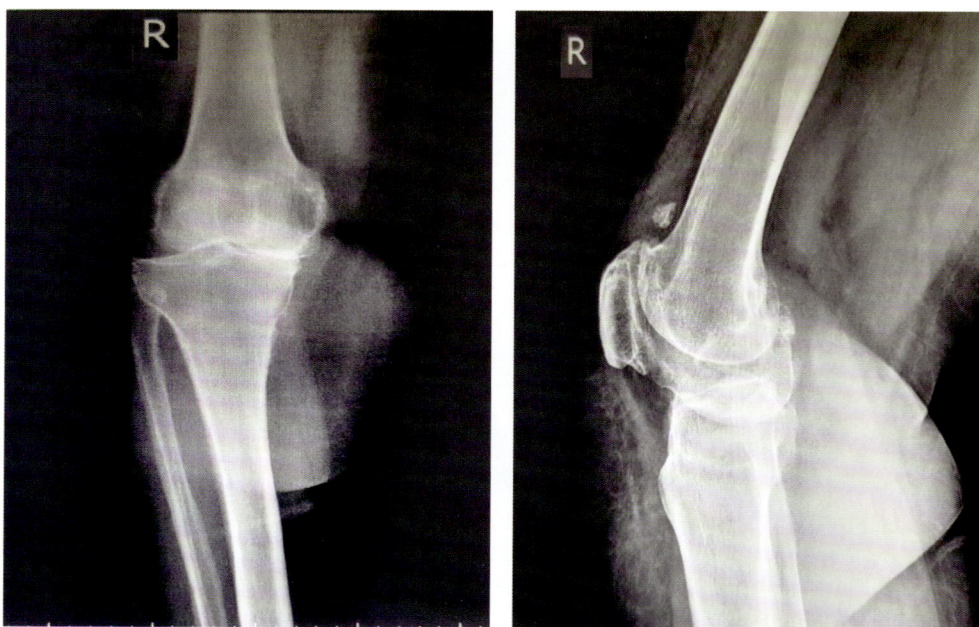

▲ 图 12-7　病例 2 右膝关节术前 X 线片（负重位）

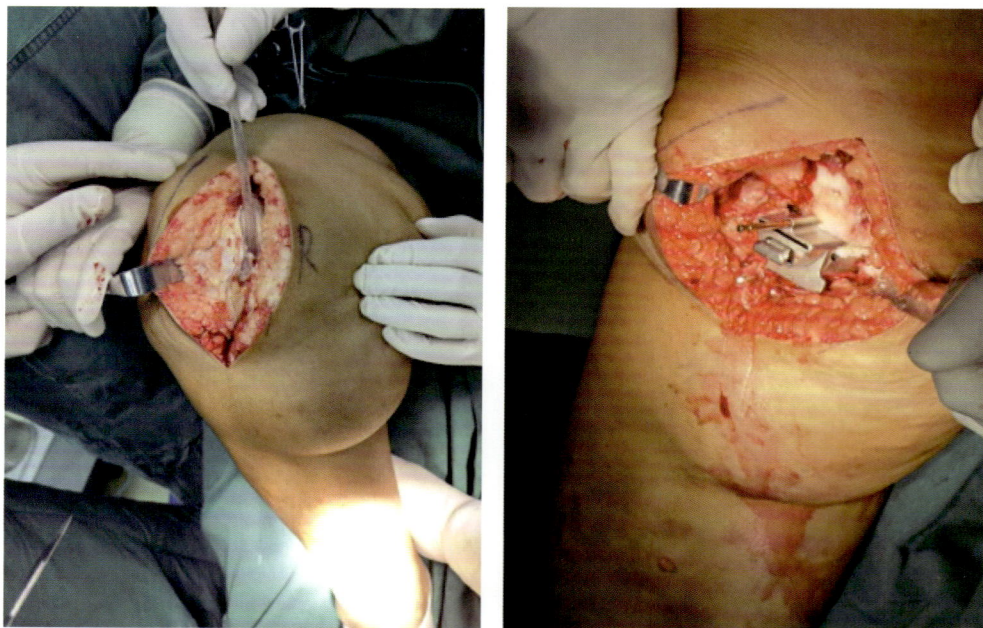

▲ 图 12-8　病例 2 右侧 UKA 术中照片

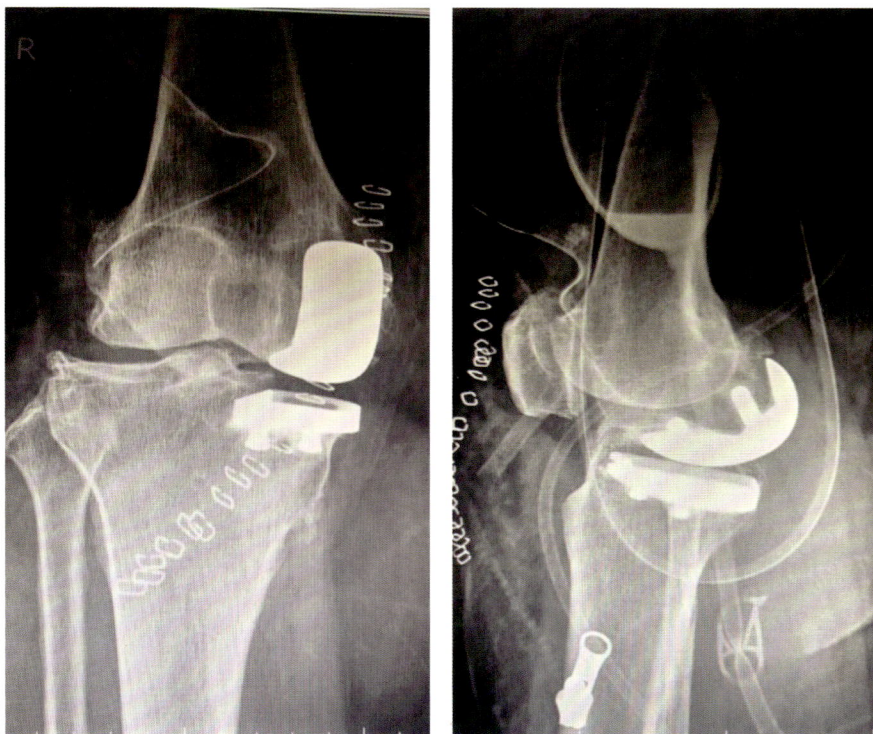

▲ 图 12-9 病例 2 术后复查右膝关节 X 线片

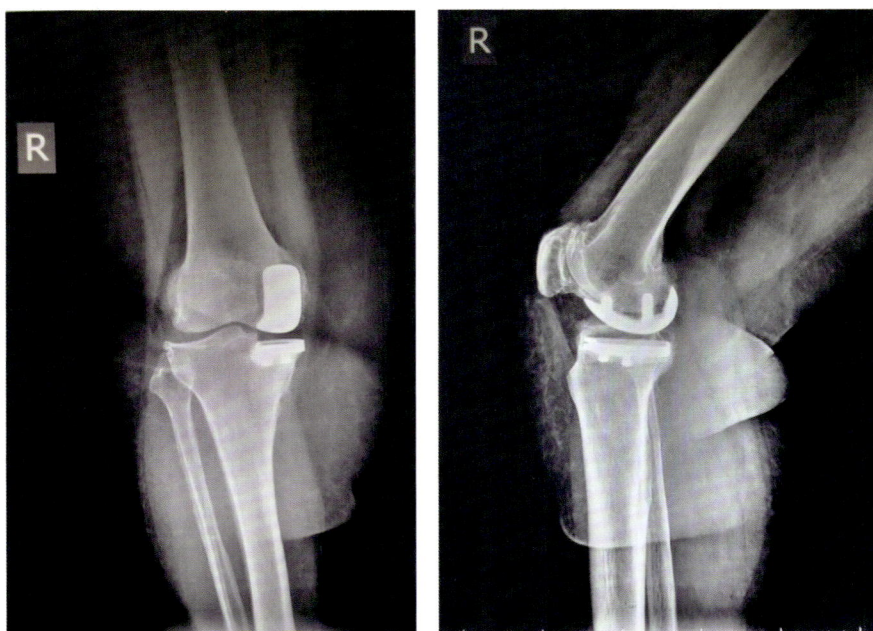

▲ 图 12-10 病例 2 术后半年复查右膝关节 X 线片

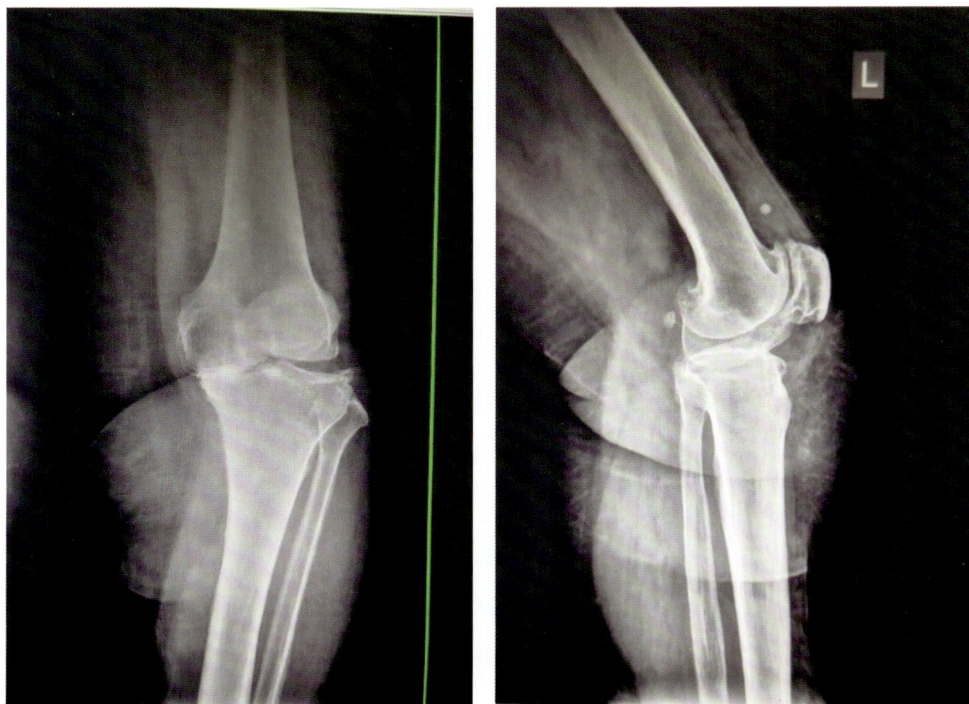

▲ 图 12-11　病例 2 左膝关节术前 X 线片（负重位）

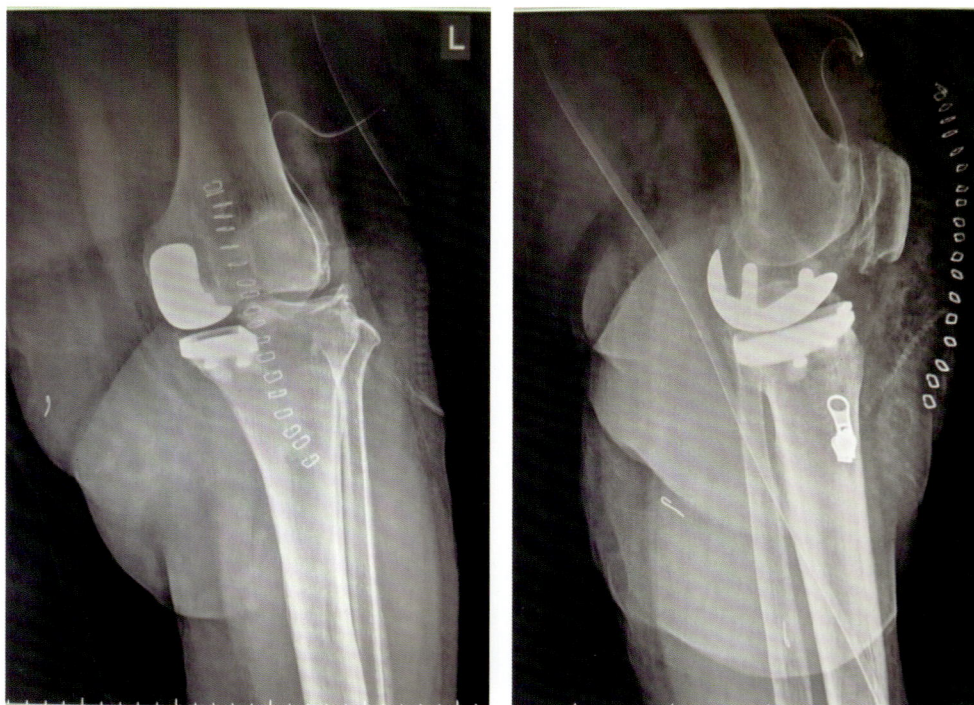

▲ 图 12-12　病例 2 左侧 UKA 术后复查左膝关节 X 线片

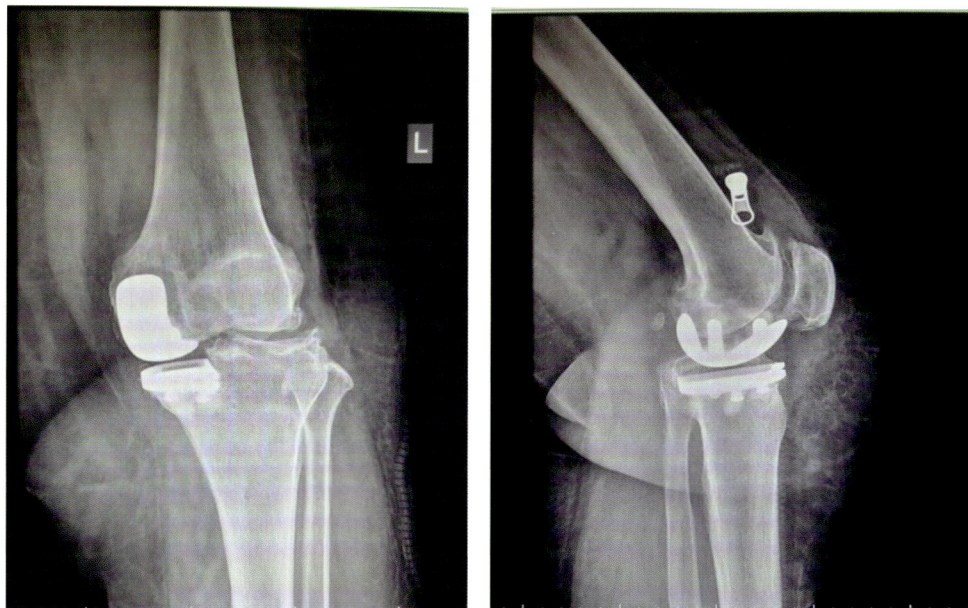

▲ 图 12-13　病例 2 术后 1 年复查左膝关节 X 线片

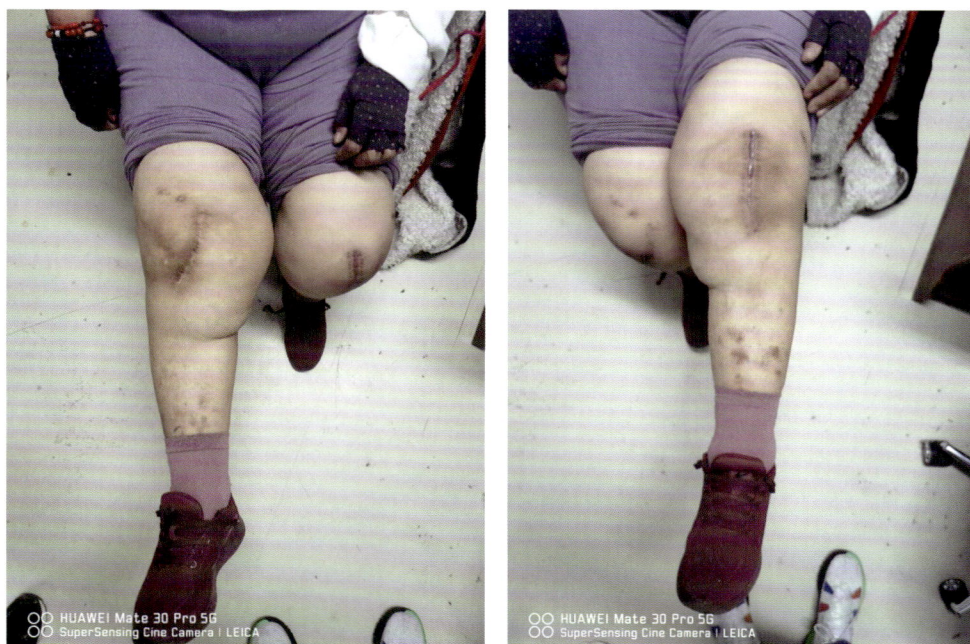

▲ 图 12-14　病例 2 术后 1 年患者双膝关节外观及膝关节活动

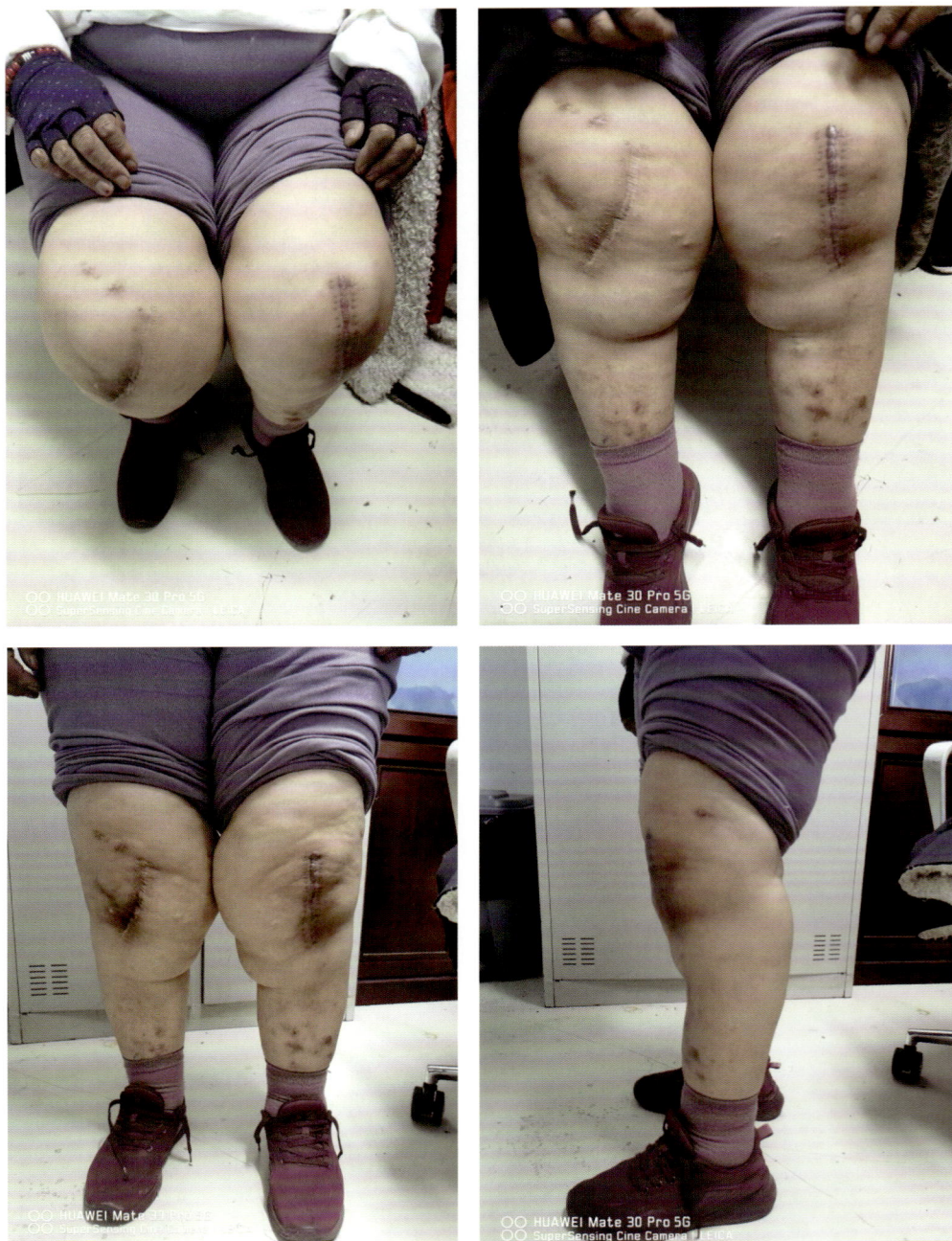

▲ 图 12-14（续） 病例 2 术后 1 年双膝关节外观及膝关节活动

患者可做慢跑、上下楼梯等活动。

【主诉】双侧膝关节疼痛伴活动受限十余年。

【诊断】双侧膝关节骨关节炎。

【影像学资料】

1. 术前双侧膝关节 X 线片（图 12-15）。

2. 术中照片（图 12-16）。

3. 术后双侧膝关节 X 线片（图 12-17）。

4. 术后 1 年随访视频（图 12-18、视频 12-3 和视频 12-4）。

病例 4

【病例简介】男性，66 岁，同时行双侧膝关节置换术，左侧行全膝关节置换术时，术中见股骨大量软骨剥脱。根据左侧术中情况看，单间室表面置换可以解决该患者的问题，遂决定右侧行固定平台单髁置换术，术后 1 年随访时患者诉左侧关节感觉明显强于右侧。

【主诉】反复双膝关节疼痛 16 年。

【诊断】双膝关节骨关节炎；高血压（Ⅱ级高危组）。

【影像学资料】

1. 入院时膝关节外观（图 12-19）。

2. 术前视频（视频 12-5）。

3. 术前行双侧膝关节 X 线片（图 12-20）。

4. 行左侧全膝关节置换术，右侧固定平台单髁置换术，术中照片（图 12-21）。

5. 术后第 1 天复查 X 线片（图 12-22）。

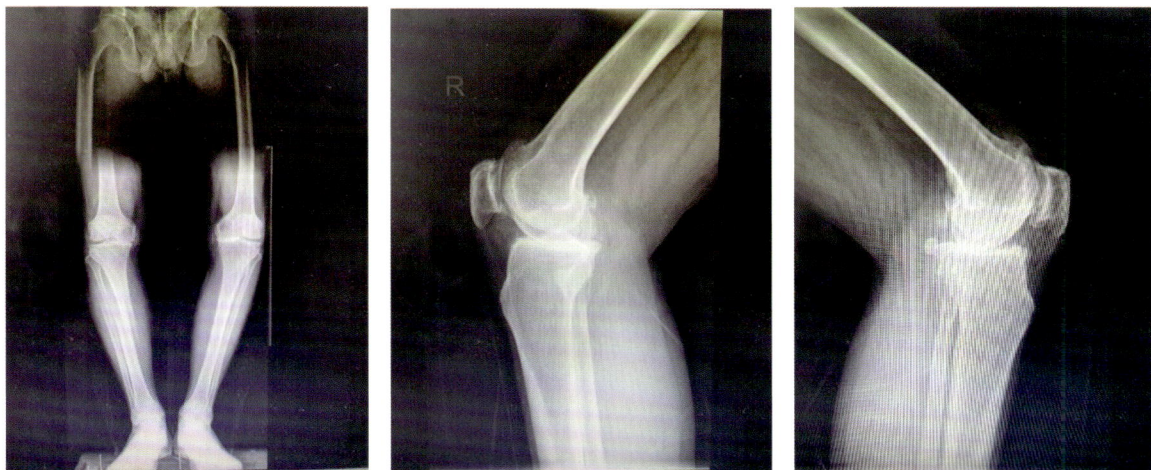

▲ 图 12-15 病例 3 术前双侧膝关节 X 线片

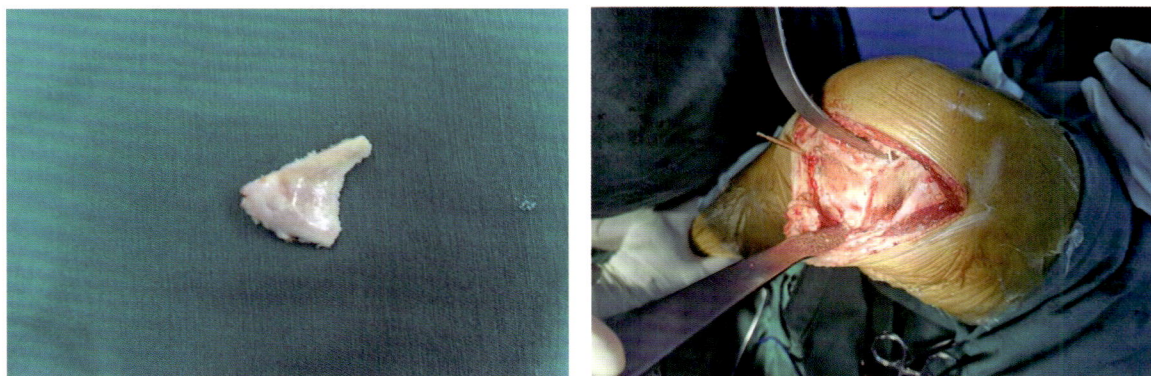

▲ 图 12-16 病例 3 术中照片

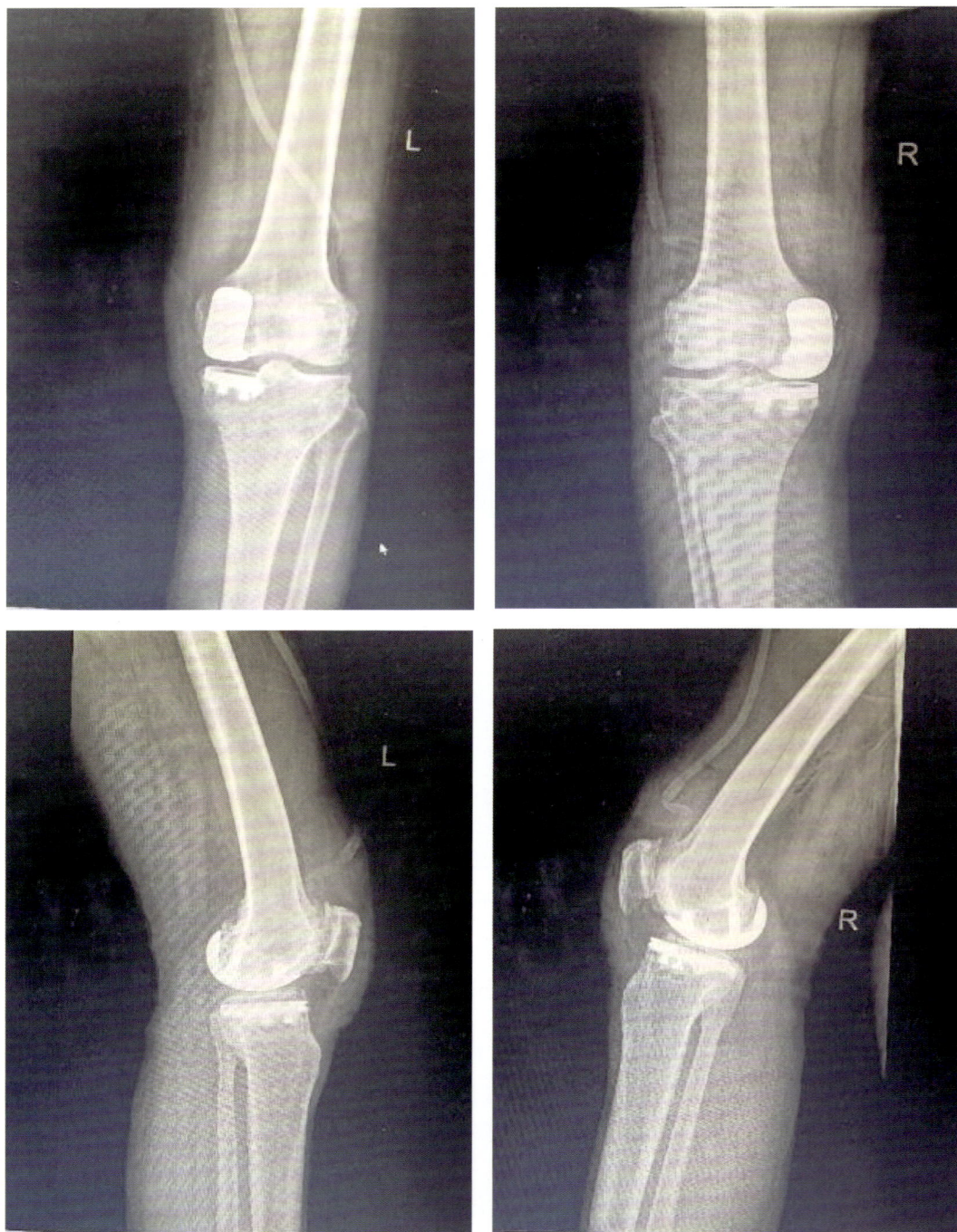

▲ 图 12-17　病例 3 术后双侧膝关节 X 线片

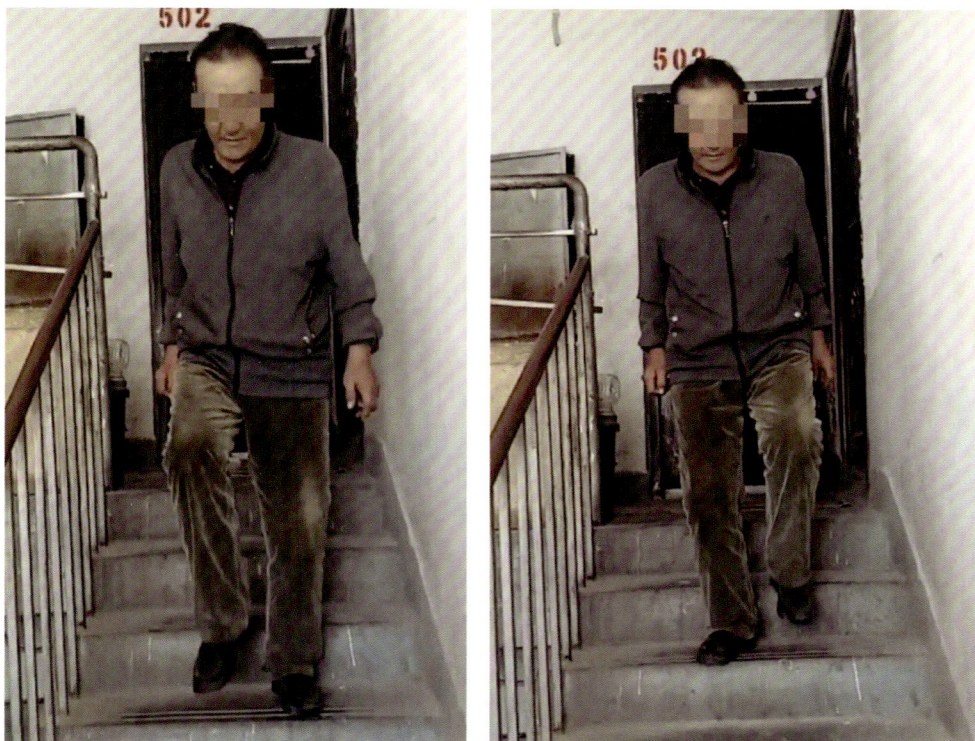

▲ 图 12-18 病例 3 术后 1 年随访

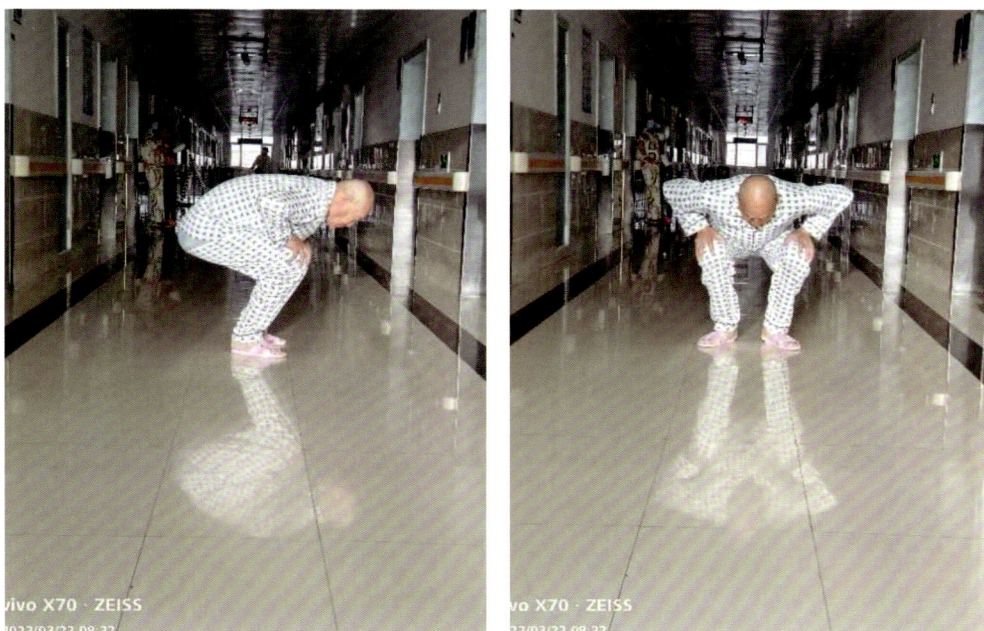

▲ 图 12-19 病例 4 入院时膝关节外观

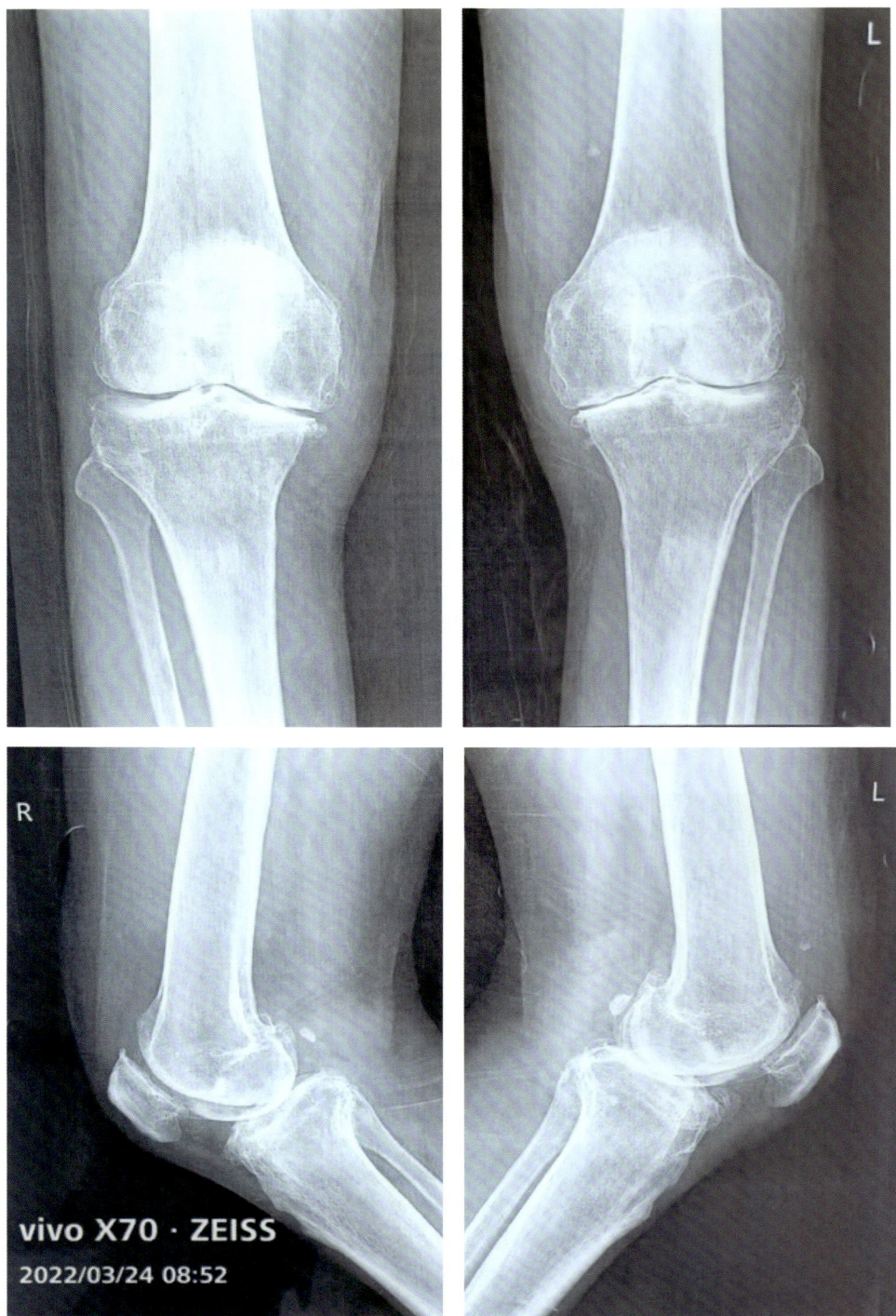

▲ 图 12-20　病例 4 术前行双侧膝关节 X 线片

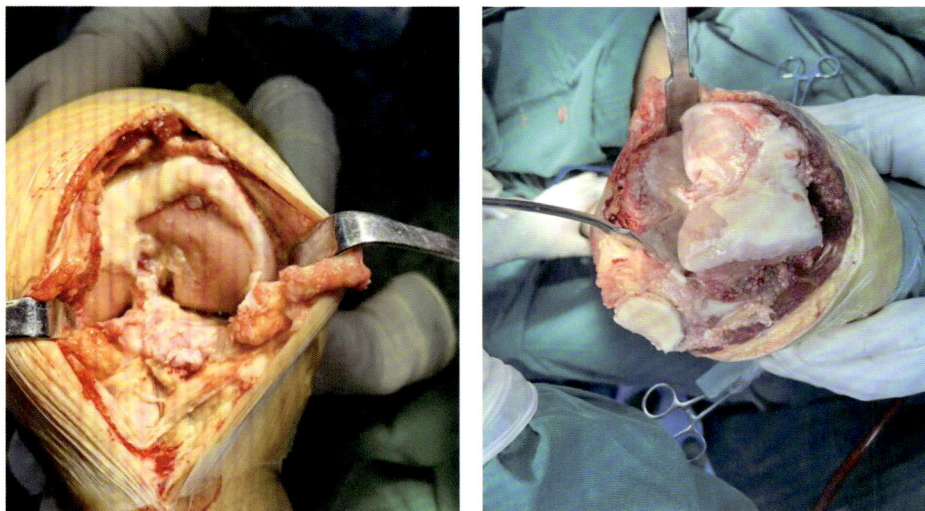

▲ 图 12-21 病例 4 术中照片

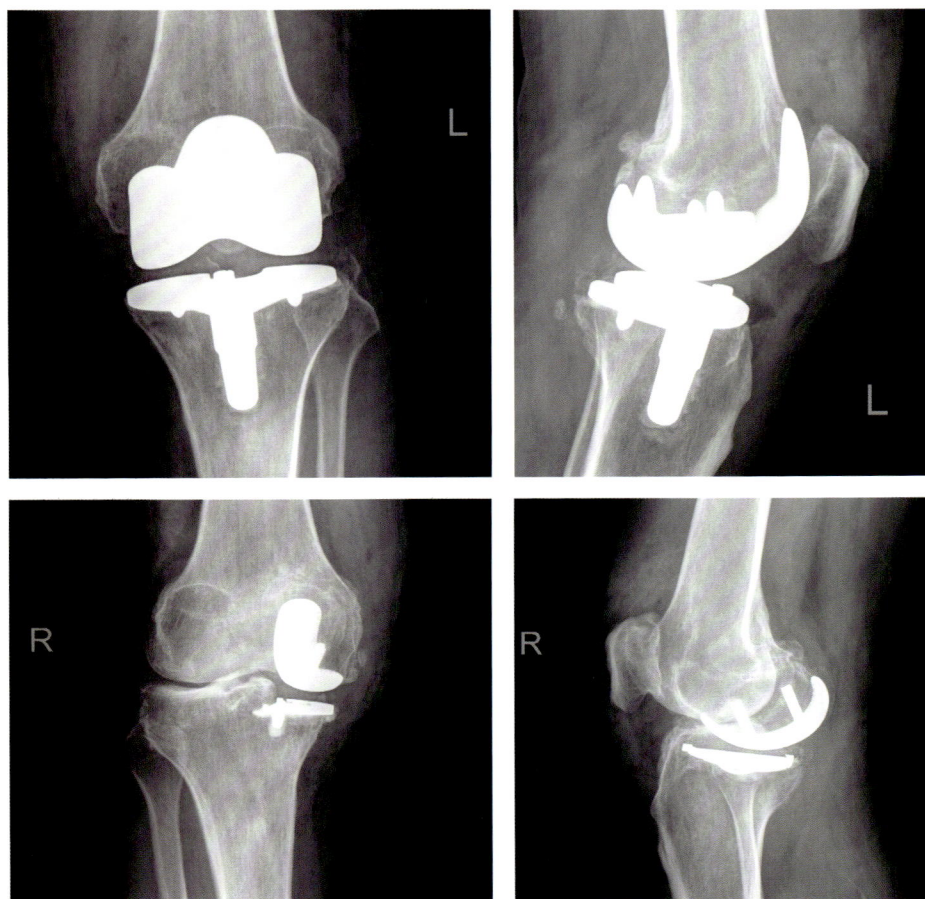

▲ 图 12-22 病例 4 术后第 1 天复查 X 线片

6. 术后行走视频（视频 12-6）。

7. 术后 3 个月 X 线片、外观及视频（图 12-23 和视频 12-7）。

8. 术后 1 年膝关节 X 线片、屈伸活动及视频（图 12-24 和视频 12-8）。

病例 5

【病例简介】男性，55 岁，左侧膝关节畸形严重，患者职业为牧民，为了尽最大可能使患者术后恢复放牧生活，考虑到固定平台单髁置换术后的本体感觉较全膝关节置换术好，因此对该患者行左侧固定平台单髁置换术，术后

1 年患者已经恢复了在海拔 4200m 的草原放牧生活。

【主诉】左侧膝关节疼痛 8 年，加重半个月。

【诊断】左侧膝关节骨性关节病。

【影像学资料】

1. 术前 X 线片（图 12-25）。

2. 术中行髁间窝成形术（图 12-26）。

3. 术后 X 线片（图 12-27）。

4. 术后 1 年影像资料（视频 12-9）。

病例 6

【病例简介】男性，61 岁，双侧膝关节内

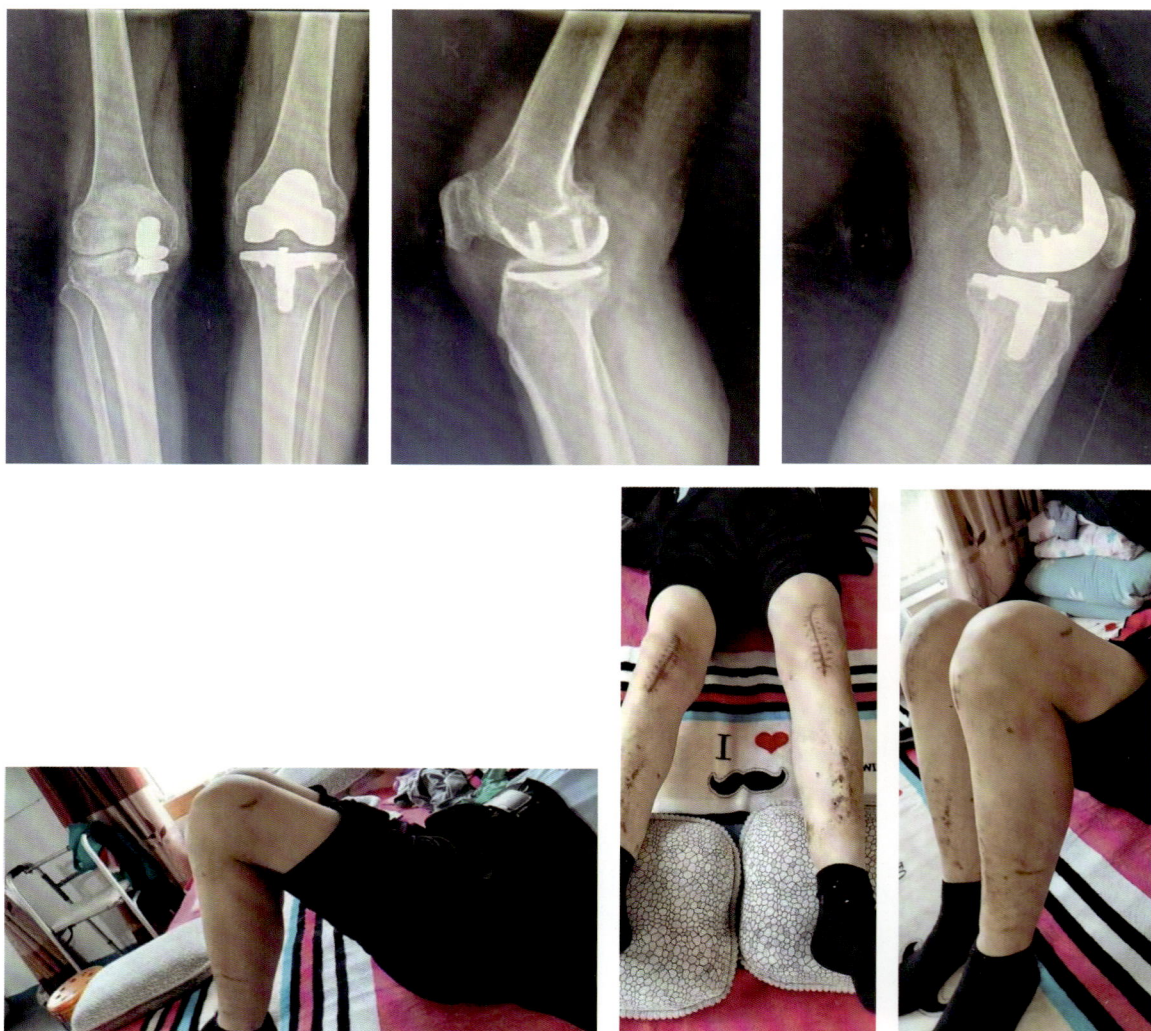

▲ 图 12-23 病例 4 术后 3 个月 X 线片、外观

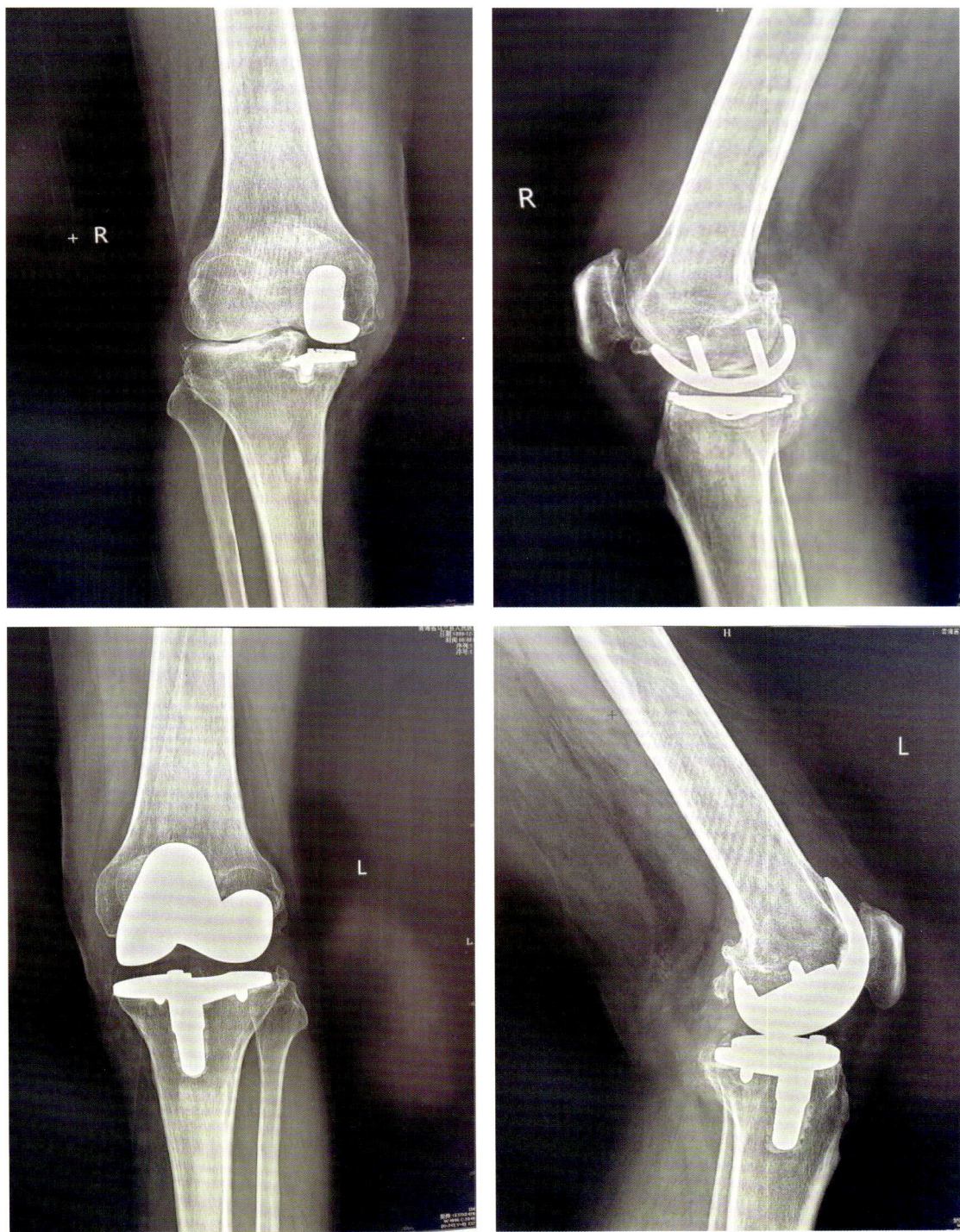

▲ 图 12-24 病例 4 术后 1 年膝关节 X 线片、屈伸活动

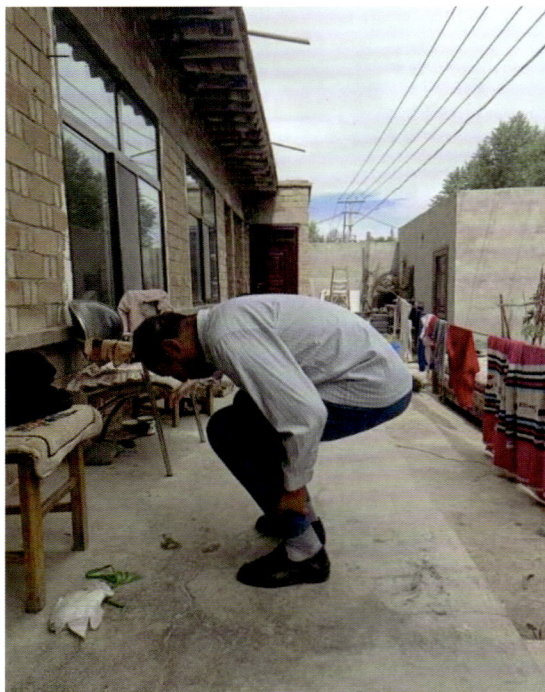

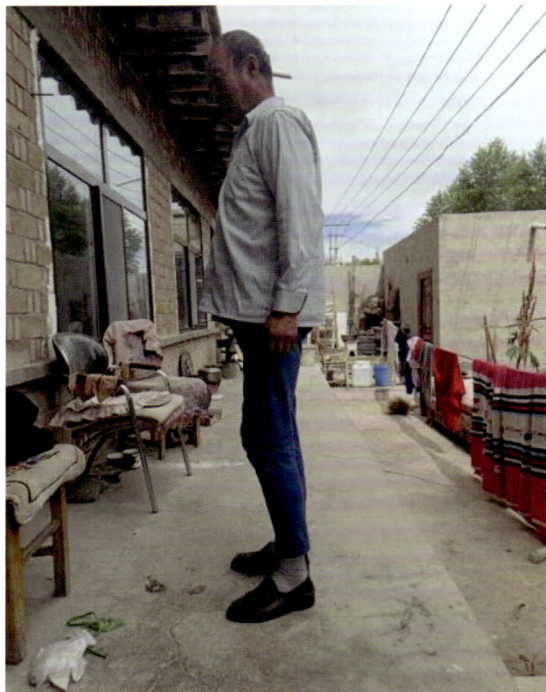

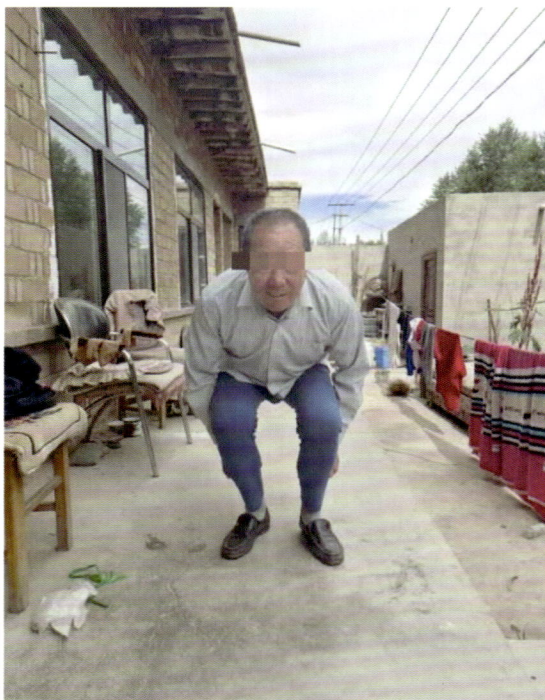

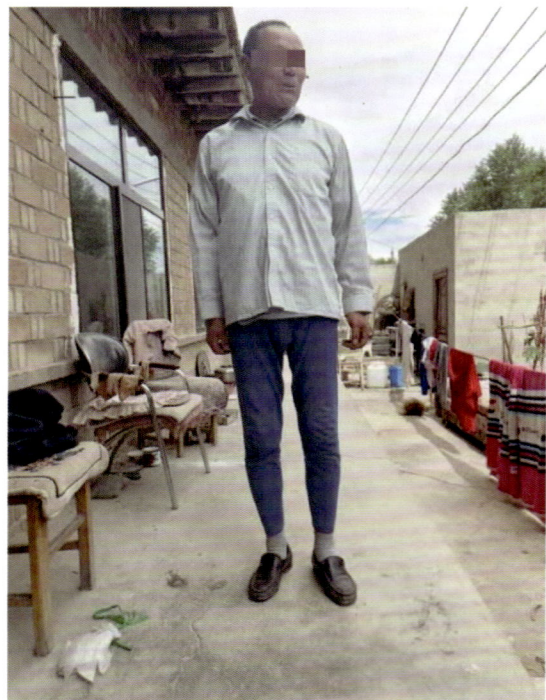

▲ 图 12-24（续） 病例 4 术后 1 年膝关节 X 线片、屈伸活动

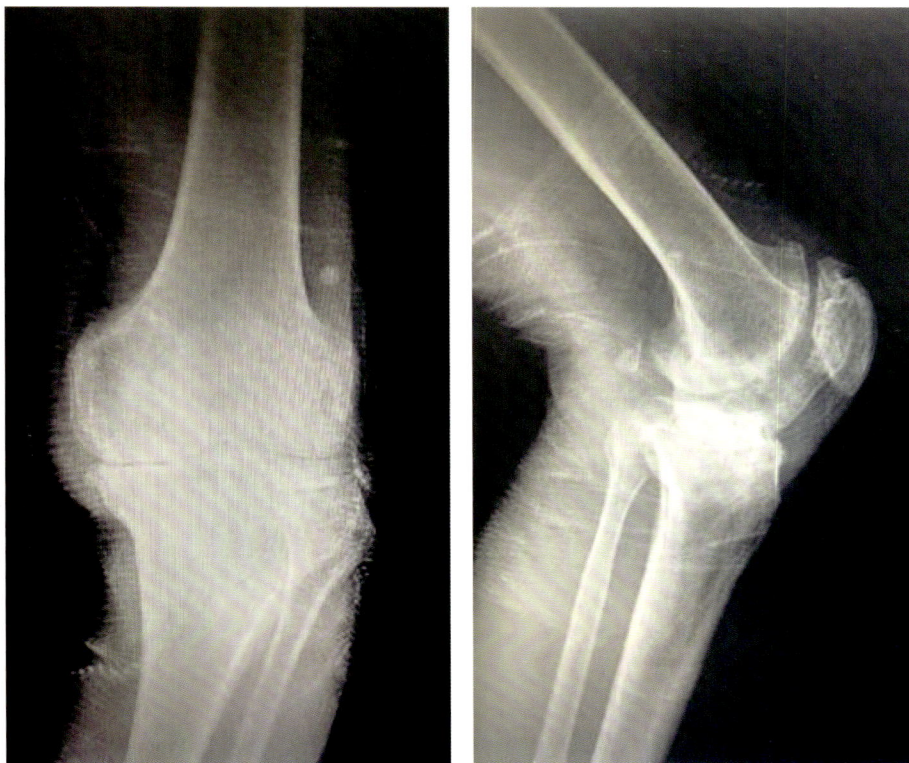

▲ 图 12-25　病例 5 术前 X 线片

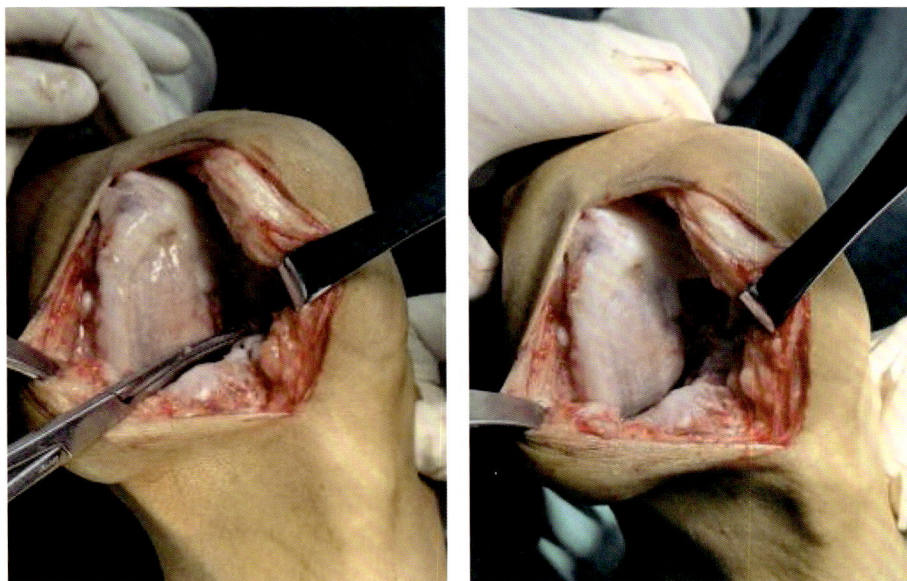

▲ 图 12-26　病例 5 术中行髁间窝成形术

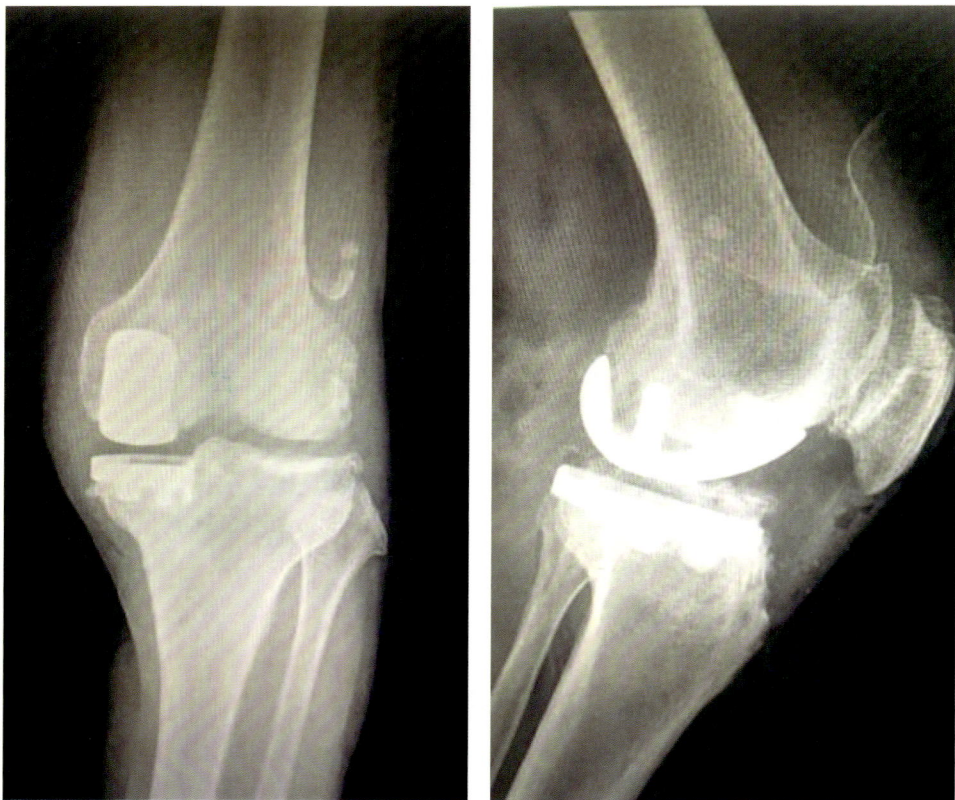

▲ 图 12-27　病例 5 术后 X 线片

翻畸形严重，第一次手术行左侧全膝关节置换术，第二次手术行右侧固定平台单髁置换术，术后随访时患者主观感受右膝关节较左膝关节好。

【主诉】双膝关节疼痛 11 年，右膝关节疼痛加重 2 月。

【诊断】右侧膝关节骨关节炎；高血压（Ⅱ级高危组）；轻度贫血；心功能不全；左心室肥大；肺气肿；肺动脉高压。

【影像学资料】

1. 术前膝关节外观（图 12-28）。

2. 术前行走视频（视频 12-10）。

3. 术前双膝关节 X 线片（负重位）（图 12-29）。

4. 2022 年 7 月先行左膝关节全膝关节置换术。

5. 术后 1 天复查左膝关节 X 线片（图 12-30）。

注：术后半年复查左膝关节 X 线片，假体位置良好，左膝关节功能恢复可，左膝关节最大伸直 175°，最大屈曲 130°，2023 年 2 月因右膝关节疼痛住院，手术团队术前评估及讨论后拟做右膝关节单髁置换术。

6. 第 2 次手术前 X 线片（图 12-31）。

7. 2023 年 2 月入院行右侧 UKA，术后复查 X 线片（图 12-32）。

8. 术后 1 个月行走（视频 12-11）。

9. 术后 1 年复查 X 线片（图 12-33）。

10. 术后 1 年活动影像资料（图 12-34 和视频 12-12）。

病例 7

【病例简介】患者女性，59 岁，10 年前无明显诱因出现膝关节疼痛，近 2 个月来加重，行走距离不超过 200m。该患者为外侧间室磨损严重的膝关节骨关节炎，既往该患者就医时

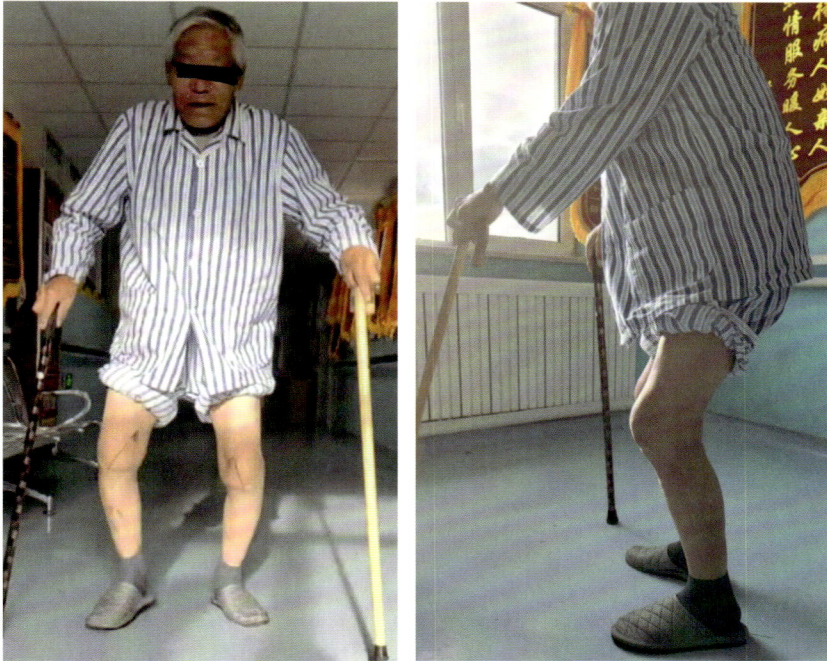

▲ 图 12-28 病例 6 术前膝关节外观

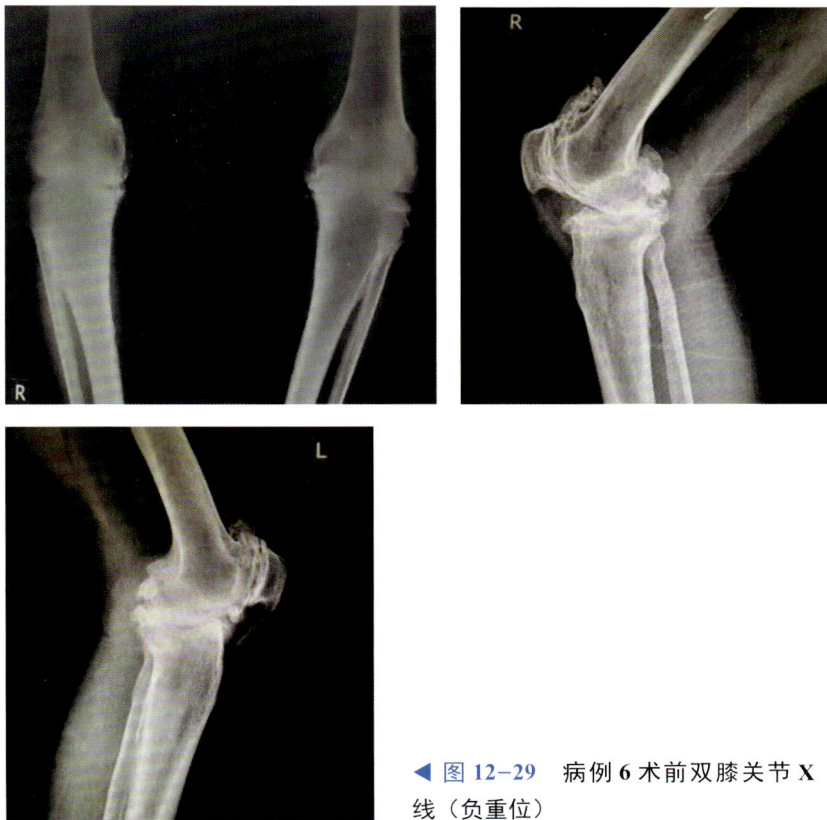

◀ 图 12-29 病例 6 术前双膝关节 X 线（负重位）

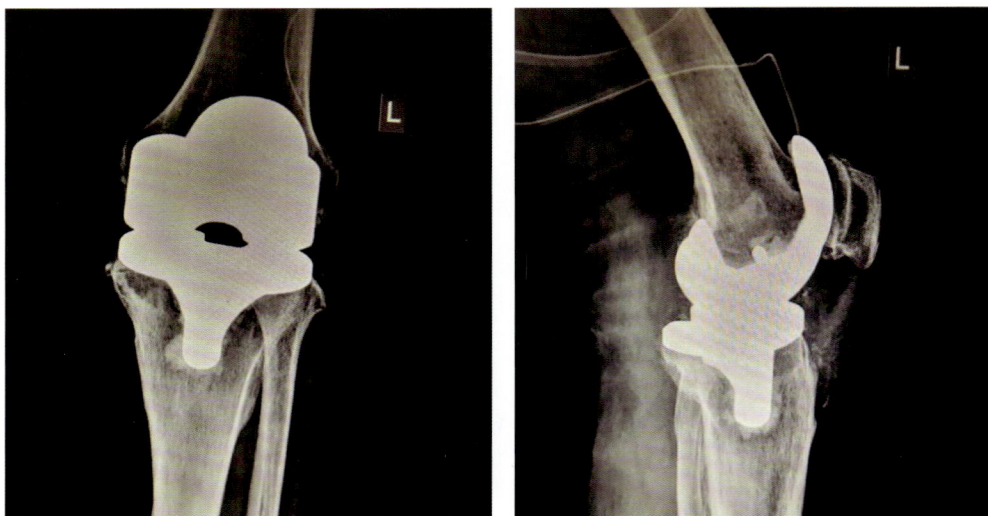

▲ 图 12-30　病例 6 术后 1 天复查左膝关节 X 线片

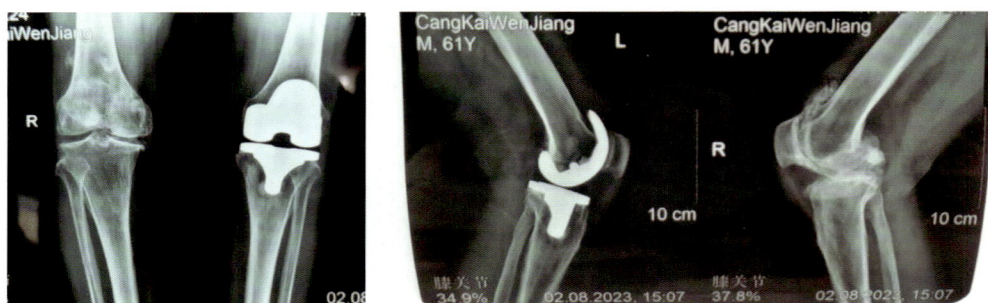

▲ 图 12-31　病例 6 第 2 次手术前 X 线片

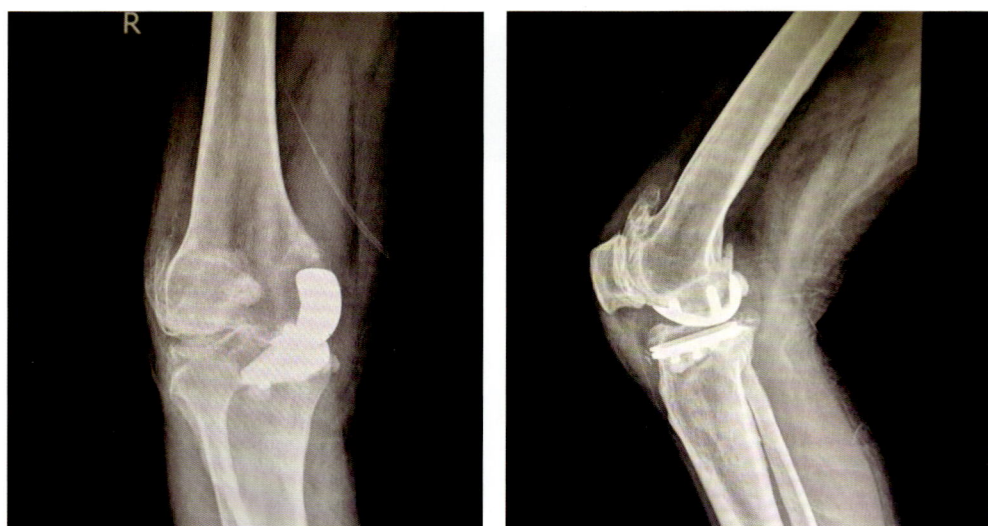

▲ 图 12-32　病例 6 第 2 次手术术后复查 X 线片

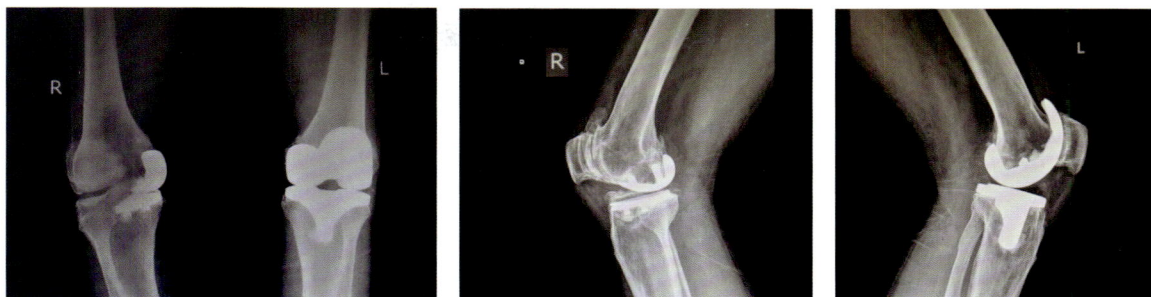

▲ 图 12-33　病例 6 第 2 次手术术后 1 年复查 X 线片

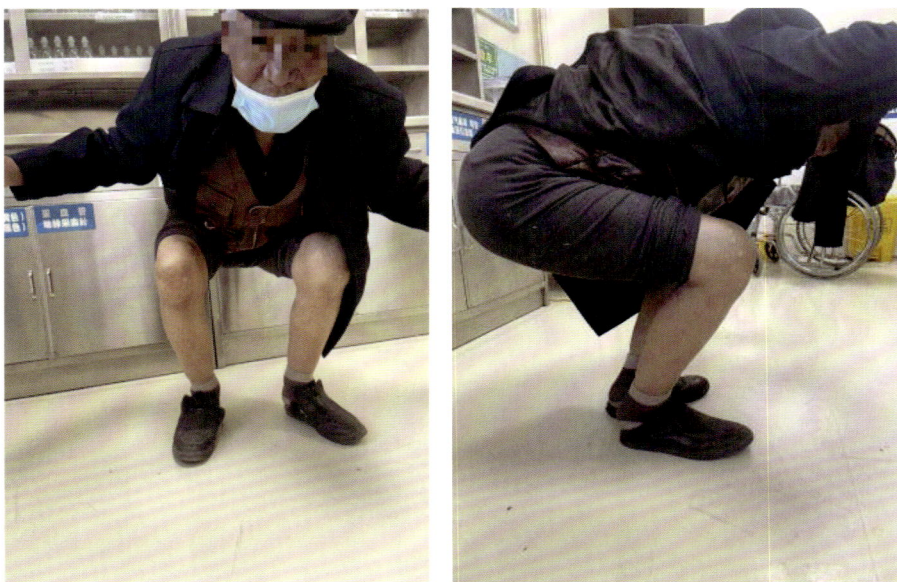

▲ 图 12-34　病例 6 第 2 次手术术后 1 年活动

行全膝关节置换术，因患者比较年轻，考虑到全膝关节置换术的并发症等，笔者决定为该患者行右侧外侧间室单髁置换术，术后患者恢复快，效果好，疗效满意。

【主诉】右膝关节疼痛 10 年，加重伴活动受限 2 个月。

【诊断】右侧膝关节骨关节炎。

【影像学资料】

1. 术前患者照片（图 12-35 和视频 12-13）。

2. 术前患者 X 线片（图 12-36）。

3. 术中照片（图 12-37）。

4. 术后患者 X 线片（图 12-38）。

5. 术后 3 个月患者复查 X 线片及影像资料（图 12-39 和视频 12-14）。

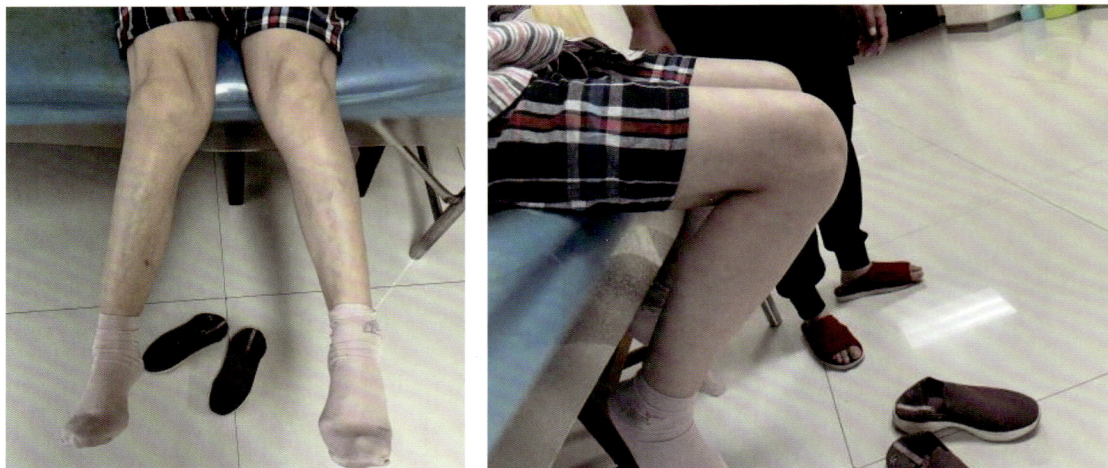

▲ 图 12-35　病例 7 术前照片

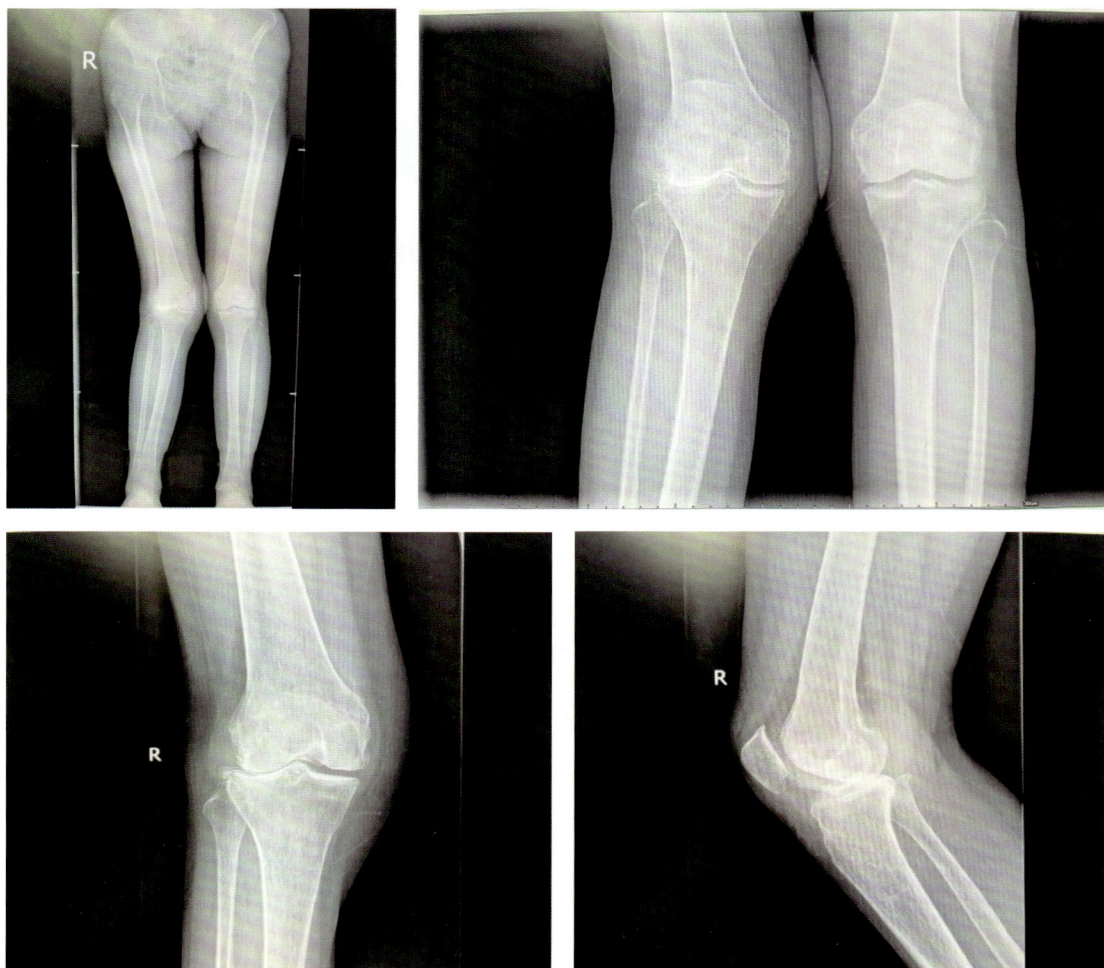

▲ 图 12-36　病例 7 术前 X 线片

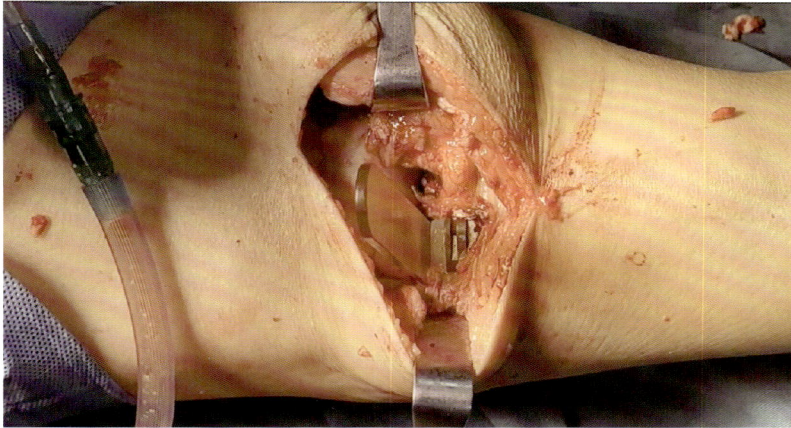

▲ 图 12-37 病例 7 术中照片

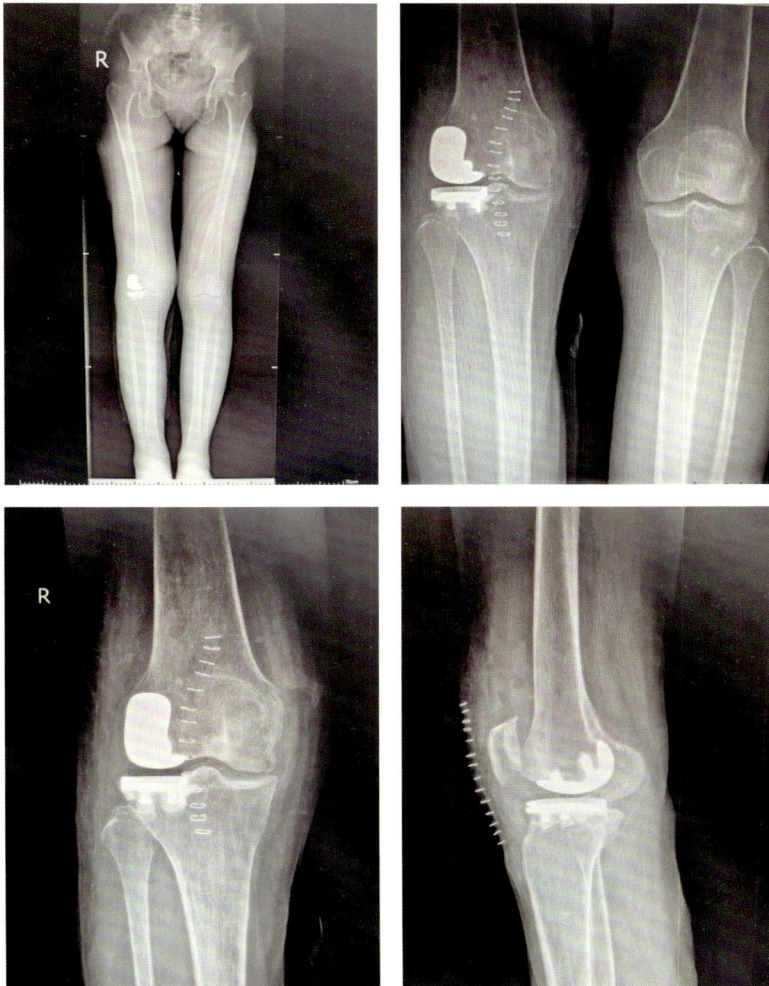

▲ 图 12-38 病例 7 术后 X 线片

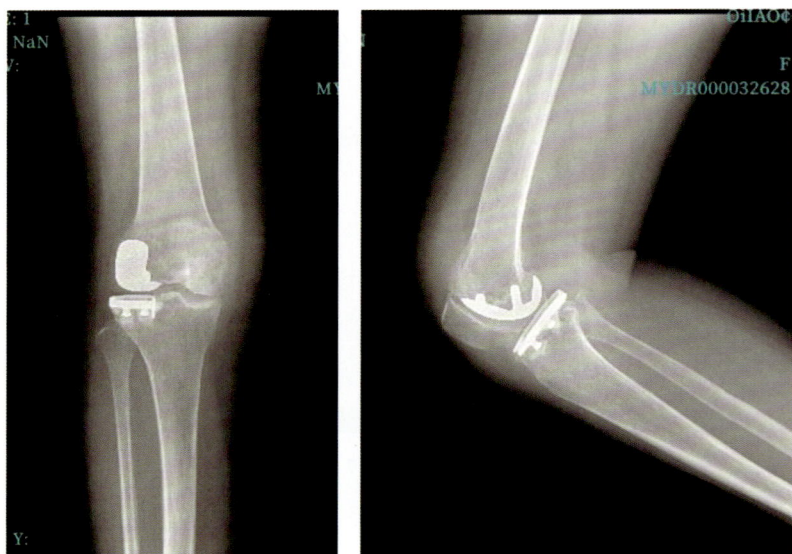

▲ 图 12-39　病例 7 术后 3 个月复查 X 线片

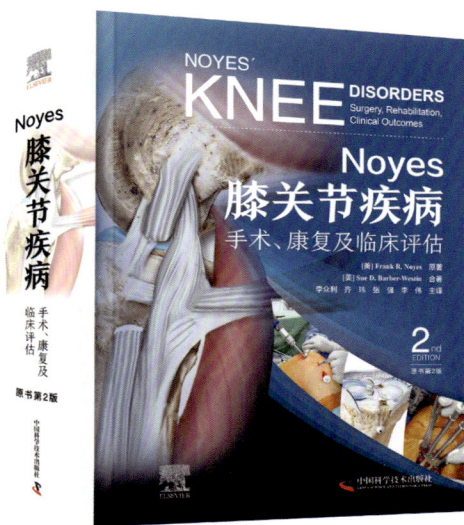

原著　Frank R. Noyes

主译　李众利　齐　玮　张　强　李　伟

定价　798.00 元

　　本书引进自 Elsevier 出版集团，由世界知名膝关节外科专家 Frank R. Noyes 博士领衔编写，是一部内容新颖、全面且权威的膝关节疾病及运动损伤诊治的经典著作。著者将膝关节常见疾病及运动损伤的手术、康复及临床疗效融为一体，系统阐述了膝关节解剖、分型、生物力学、手术方法、术后并发症处理、康复流程、功能评估等内容。相较于第 1 版，第 2 版不仅新增了膝关节部分置换的内容，更新了下肢力线调整截骨、后外侧复合体重建、半月板移植及修复的临床研究、神经肌肉测试及调节等内容，还为兼顾骨科医师、康复医师、田径教练和专业训练师的需求，更新了每种手术的术后康复方案。全书共 45 章，约 4600 条参考文献，同时配有约 1000 幅精美图片，图文并茂、可读性强，可作为骨科医师、运动医学医师及康复科医师不可多得的案头参考书。

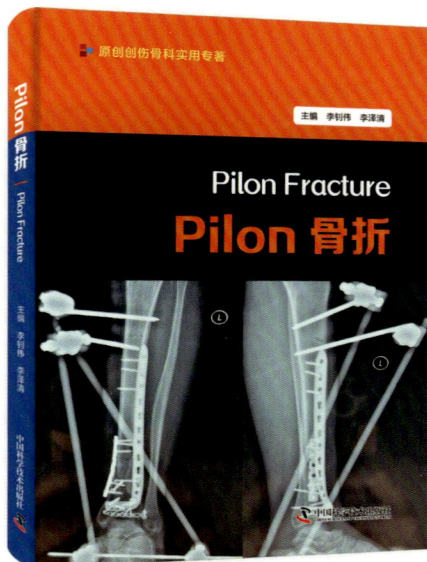

主编　李钊伟　李泽清

定价　98.00 元

　　Pilon 骨折，其概念由法国放射学专家 Destot 提出，目前仍是创伤骨科学中最具挑战性的骨折之一。它的手术复杂，方案繁多，并发症常见且严重。一旦治疗失败，常常带来灾难性的后果。

　　本书不仅从诊治方法和手术技术出发，而且还从损伤机制及局部解剖特点落笔，从围术期的角度，如术前伤情预判、手术时机的选取、手术方案的抉择，以及术后处理、如何减少手术并发症等多个维度予以阐述。编著者对胫骨远端 Pilon 骨折分类有独到的分析和理解，从多个视角解读了不同类型 Pilon 骨折的生物力学特点，并通过大量手术病例的展示，阐述了常见和特殊复杂病例的手术方式，对临床一线医生诊治 Pilon 骨折具有极大的临床实用价值和指导意义。